U0118848

自序

古谓"上工治未病"，中医历来高度重视预防为主的理念，并在长期实践中构建了"未病先防、已病防变、既变防渐、瘥后防复"的理论体系，积累了众多具有独特优势的技术方法。因此，"治未病"的理念应贯穿疾病的预防 - 治疗 - 康复全过程，为防病治病、保障健康发挥重要作用。

然而长期以来，人们对"治未病"的认知不够、运用不够，在这一过程中，许多患者觉得找一个好医生最为重要。但我认为，在生命全周期中，医生能够做的始终有限。《黄帝内经·素问·上古天真论》中有这么一句大家耳熟能详的话："上古之人，其知道者，法于阴阳，和于术数，食饮有节，起居有常，不妄作劳，故能形与神俱，而尽终其天年，度百岁乃去。"医生固然可以指导均衡饮食、调畅情绪以及适宜运动等，但医生终究不能代替你去做这些事情。因此，每个人都是自己健康的第一责任人。

要扮演好第一责任人的角色，首要的是具备相关知识，这也是本书出版的初衷——为读者提供乳腺癌中西医科学防治调养知识。

我生自西医世家，投身中医门下，承名师垂教，粗通岐黄。在临床实践以及临证之余，逐渐摸索出一些乳腺癌防治的心得体会。乳腺科同仁不辞劳苦，整理出我在临床中常与患者讲解的养生防病知识，并与现代医学研究成果相融合，以此成书，诚与广大读者分享。

关于中西医融合，有的患者惊讶感叹：为什么中医院也做手术、做化疗？

第一，西医很强大，中医很伟大，"打靶"治标与"调态"治本各有优势。现代医学的发展日新月异，越来越多新技术、新方法问世，成为大家面对疾病时的重要武器。而中医药学源远流长、博大精深，在中华民族数千年的历史长河中经久不衰，其不竭的生命力正是在于疗效。如果说知识尚且有流派、门户之分，那么在面对乳腺癌这一共同的敌人时，无论是传统医学还是现代医学，目标都是一致的——追求人类生命健康。因此我认为，不要把中医与现代科技隔绝开来，一定要以开放的胸怀借助现代科技成果来为患者服务。无论中医还是西医，能让患者获益最大化，就必须落地，用之于民。

第二，获取了相关知识，须持之以恒地践行。比如《黄帝内经》指出，秋季养生，应"早卧早起，与鸡俱兴"，如此方可收敛神气，使肺气兴。但现代人生活、工作压力大，又有多少人能坚持下来？知行合一，才能使这些养生防病知识真正发挥应有的作用。

第三，复杂的事情简单做，简单的事情重复做，重复的事情认真做。许多中医养生方法都是比较简单的，可及可用确有效，而简单的事情容易被轻视。但正是因为方法简单，更加要精益求精，以期发挥出最好的效果。比如沐足可以引火归原，是我乐于践行的养生防病方法。而结合子午流注时间医学理念，于亥时沐足更能温养三焦。可见中医的养生防病效果，正是这些一点一滴的细枝末节整合起来的。此类细节方法，会在本书中一一介绍。

　　如读者能通过本书读有所得，解惑一二，并持之以恒地践行，以养生防病，呵护健康，实属幸事，故为之序。

癸卯年小满

识于羊城

前言

　　根据世界卫生组织发布的数据显示，2020 年乳腺癌已超越肺癌，成为全球发病率最高的恶性肿瘤，且发病年龄呈年轻化趋势。在乳腺癌防治形势日益严峻的情况下，不少女性朋友对乳腺癌的预防知识却知之甚少。一旦不幸罹患乳腺癌，更是对相关治疗和调养不甚了了。可见，乳腺癌防治科普工作任重道远。

　　2023 年是"南粤杏林第一家"广东省中医院建院 90 周年。值此 90 周年纪念之际，在院领导的支持下，以林毅国医大师传承工作室团队为首组织编写本书，以践行"以患者为中心"的宗旨。2023 年 4 月 14 日，《中华人民共和国科学技术普及法（修改草案）》发布并向社会公开征求意见，更是极大激励了我们的工作。

　　国医大师林毅教授从医近六十年，被誉为"现代中医乳腺病学奠基人与开拓者"。秉承林毅教授"优势病种能中不西，疑难病症衷中参西，急危重症中西结合"的理念，编委会在编写过程中，重视现代医学与传统医学防治乳腺癌的成果与智慧，打破门户之见，为读者展示中西医融合的乳腺癌防治策略和方法。这亦与广东省中医院"中医水平站在前沿，现代医学跟踪得上，管理能力匹配到位，为患者提供最佳诊疗方案，探索构建人类完美医学"的愿景相吻合。

本书以从预防到治疗乳腺癌的时间轴为线索，共分为预防篇、筛查篇、治疗篇、调养篇四个篇章。为读者解读乳腺癌的未病先防、既病防变、病后防复和养护并重的相关知识。考虑到乳腺癌患者和家属对治疗和调养方面知识的需求更加迫切，本书着重阐述乳腺癌的中西医治疗和调养。预防和筛查对于已经罹患乳腺癌的读者并非没有意义。古谓"上工治未病"，如果读者能在闲暇时间翻阅一二，成为乳腺癌防治科普的受益者与传播者，更是善莫大焉。

自古名医多长寿，林毅教授时年八十有一，耳聪目明，思维清晰，仍活跃在临床一线，这与她恬淡、朴实的日常生活是分不开的。人们提到养生，总能列举出饮食、起居、运动、情绪等一系列保健知识。但对于林毅教授而言，这一系列知识，已经融入其日常生活的方方面面。因此，在本书的中医部分，我们不仅就林毅教授防治乳腺癌的经验进行介绍，也分享林毅教授养生保健的实践，以供读者借鉴。

最后，请允许全体编写人员向乳腺癌患者致敬。

无常如风起，人生不可弃。也许有狂风暴雨来袭，但雨后自会天晴；也许会被难过、失意击中，但坚持过后自会有欣喜。在前进的路上，我们与你一起，待到达彼岸再回过头看，这段日子都会变成闪着光的回忆。

由于编写组水平有限，加上时间较为仓促，书中难免有欠妥之处，敬请读者不吝雅正。

《解码乳腺癌：国医大师林毅写给女性的健康书》编委会

2023 年 9 月于广州

目 录

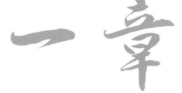

第一章
预防篇

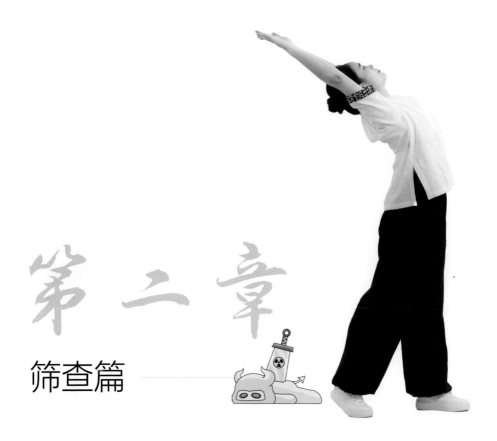

第二章

筛查篇

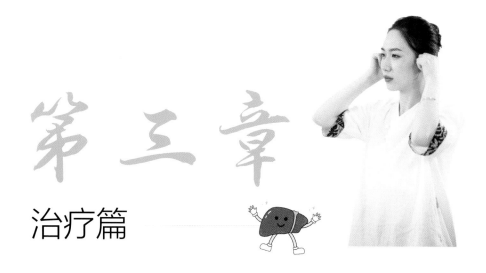

第三章

治疗篇

第四章

调养篇

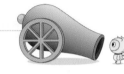

第一章

预防篇

第一节
为什么这么多名人得乳腺癌

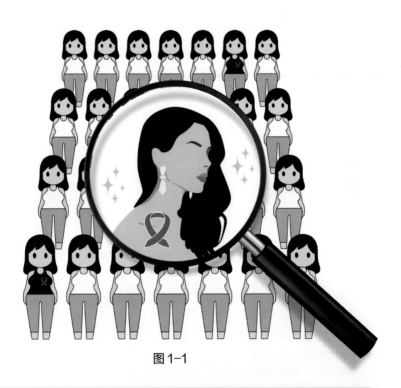

图1-1

> "名利本身并非过错，但伴随而至的工作压力、作息不规律等因素却可能增加罹患肿瘤的风险。"
>
> 　　　　　　　　　　　　　　　　　　　　　林毅

一个又一个曾经名字响当当的人因乳腺癌香消玉殒，人们不得不无奈感叹红颜薄命。功成名就的艺人们，有着普通人难以企及的资源和金钱，却难逃厄运。乳腺癌的死亡率是不是真的这么高？为什么对明星"情有独钟"？这些问题，让我们一个个揭晓。

❀ 乳腺癌死亡率真有那么高吗

一个不争的事实是，乳腺癌的发病率确实在逐年增高。2020 年全球新发乳腺癌患者 226 万例，占全部新发癌症病例数的 11.7%，超过肺癌，一跃成为全球第一大癌。在女性肿瘤中更是一骑绝尘，平均每 4 个新发恶性肿瘤女性患者中，就有一个是乳腺癌患者。

从这个意义上讲，在这么多新发乳腺癌患者中，有几位名人就显得不那么稀奇了。

实际上，乳腺癌的预后在各种恶性肿瘤中相对较好。在我国，早期乳腺癌的五年无病生存率已经超过 80%，在北上广一些以乳腺科见长的医院，五年无病生存率超过 90%。即便是对于三阴性乳腺癌这种预后相对较差的分型，一些研究报告显示，五年无病生存率也能接近 90%。

有患者可能还是觉得很绝望：我不只想活五年，还想治愈啊。

五年无病生存率是一个统计学上的定义，是指在五年内没有复发的比例，并不代表过了五年以后就会复发。实际上，通过规范的治疗，配合适当的调护，许多乳腺癌患者是可以达到临床治愈的。

比如，年轻观众可能不那么熟悉的美国演员秀兰·邓波儿（Shirley Temple）在 7 岁时就获得了奥斯卡金像奖，是有史以来第一个获奥斯卡奖项的童星。1972 年，44 岁的邓波儿罹患乳腺癌。她不仅接受了规范治疗，并且公开自己的病情，成为首个主动公开乳腺癌病情的好莱坞演员。疾病没有影响她的事业发展，她跨界政坛，多次担任美国驻外大使。邓波儿 2014 年离世，终年 85 岁。

乳腺癌确实离我们越来越近了。但是经过规范治疗和科学调护，相当一部分患者能达到临床治愈。

❀ 为什么乳腺癌频繁眷顾名人

生活在聚光灯下，患病后由于名人效应，老百姓对名人的健康状况更加敏感，更容易共情和关注。此外，乳腺癌频繁眷顾名人，可能还有以下几个因素。

首先，过于紧张的工作安排可能会使乳腺癌筛查让步，导致未能在疾病早期及时发现。

其次，一旦罹患癌症，除了接受规范化的治疗以外，定期复查也非常重要。但名人过于密集的工作安排，往往也使复查一拖再拖，以致没能在病情变化的早期及时发现。实际上，虽然肿瘤的复发和转移听起来非常可怕，但如果能在复发的极早期发现病灶并切除干净，配合后续的调治，即便肿瘤复发，依然可能获得非常长的生存期。

最后，名利有时候是一种负担，周国平说"名利也是一种贫穷。"在人们为之奋斗的过程中，往往伴随着过于繁重的工作、持续紧张的状态、昼夜颠倒的作息等。这一系列的因素都在悄无声息地削弱我们的免疫力，并增加乳腺癌发生、发展的风险。

华西医院进行的一项研究显示，长期夜班者的乳腺癌发病风险比普通人高 32%。2021 年一项在美国进行的研究提示，夜班会改变肿瘤相关基因的表达，使夜班人员更容易出现 DNA 损伤，同时影响 DNA 损伤修复机制，一定程度上解释了为什么上夜班的人患癌症的风险增加。

从中医学的角度，乳腺癌的发病往往是由于肝脾两伤，气滞、痰凝、血瘀积聚在乳房形成的。思虑过度、忧愁不解，日积月累会损伤心脾。睡眠则是养肝的重要方法，熬夜会影响肝脏的濡养。而心、肝、脾对体内气血的生成、运行具有重要作用。气血运行不畅、水湿不能运化，久而久之为乳腺癌的"种子"提供了温床。

◎ 名人启示录：从恐惧到认识

看到这么多名人中招，人们可能不禁担忧：会不会轮到自己呢？

医学不是算命，不能准确预测出谁会得病。但确实有一些研究显示，乳腺癌的发病可能跟一些因素有关：包括年龄、性别、人种、生育史、月经史、乳腺疾病史、家族遗传史；还有一些因素与工作生活方式有比较大的关系，如饮酒、吸烟、夜班、体脂率、运动、饮食等。

这些因素后续会一一进行解读。大家不难发现，其中有一些因素是无法改变的，比如性别，女性患乳腺癌的风险是男性的100倍。另有一些因素，是可以通过积极的干预措施避免的，比如吸烟，研究表明吸烟的女性乳腺癌发病风险会增加20%～40%。

有的人说，我没有肿瘤家族史、不吸烟、不喝酒、适龄婚育、经常运动，饮食还很注意，简直是养生界的翘楚，为什么还是得了乳腺癌？旁边李大姐吸烟、喝酒还熬夜，却活得好好的？

其实，肿瘤的发病非常复杂，确切的病因还尚未明确。所说的高危因素，更多只是统计学上认为概率更高，并不能代表一定得癌或者一定不得。就像过马路，走斑马线当然比较安全，要是有个红绿灯就更棒了，但依然不能排除有的汽车可能刹车不及时、刹车失灵冲过来；相反，有些人闭着眼睛大摇大摆过马路，也不一定就会被车撞到。这是一个概率问题。

当了解这些高危因素，并采取措施进行规避，患病的概率就降低了，这便是乳腺癌的一级预防——防患于未然。这个过程中，中医药针对人的体质进行调整，以治未病的方式进行干预，理顺气机，消弭痰湿，使血脉通畅、经络运行、脏腑平衡、阴阳调和，达到"正气存内，邪不可干"的效果。

除此以外，通过早发现、早诊断、早治疗，许多早期乳腺癌预后还是很好的，甚至很多患者能达到临床治愈，长期生存。这跟以往"癌症＝死亡"的认识截然不同。但要达到临床治愈，前提是及早发现。虽然随着新药、新方法的不断涌现，乳腺癌的治疗效果越来越好，但早发现依然是降低死亡率的关键因素。乳腺癌在早期或萌芽阶段往往没有任何异样表现，因此，在乳腺癌高发的年龄，尤其是具有多项乳腺癌高危因素者，进行有针对性的定期筛查，很有必要。

对于已经罹患乳腺癌的患者朋友，也不必灰心。中西医结合的治疗方案不仅在延长生存期、改善生活质量等方面可达到 1+1 ＞ 2 的效果，并且基于整体观、辨证论治的理念，能为患者提供个性化的诊疗方案。后文将一一为读者介绍。解读者疑惑之一二，从对乳腺癌的恐惧走向认识。

（文灼彬　司徒红林）

第二节
肿瘤天注定吗

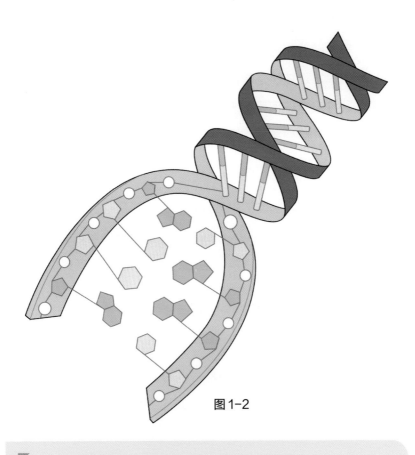

图1-2

> "先天不足，尚可后天调养。基因决定起点，态度才决定终点。"

林毅

2013 年，安吉丽娜·朱莉因检测出乳腺癌易感基因（*BRCA*）突变，而接受乳腺预防性切除，引起了轩然大波。

此后不久，2015 年中美相继启动精准医学计划，精准医学的理念更加深入人心。

基因对肿瘤发病有多大影响？

肿瘤基因检测就像算命一样吗？

还能不能逆天改命？

本节将讲述乳腺癌易感基因那些事。

❀ 起底乳腺癌易感基因

尽管精准医学是近十年兴起的一个新词，但与乳腺癌遗传相关的基因，早在 20 世纪 90 年代初就被发现了。

1990 年和 1994 年，学者相继发现了与乳腺癌遗传相关的基因，并分别命名为乳腺癌易感基因 1（*BRCA1*）和乳腺癌易感基因 2（*BRCA2*）。

套上"乳腺癌易感"的名头，似乎马上就让人觉得这是一对"坏"基因。

BRCA 的内心是拒绝的。

实际上，BRCA1 和 BRCA2 是重要的抑癌基因。顾名思义，在肿瘤的抑制方面发挥着重要的作用。

不少人或许还记得 DNA 的双螺旋结构模型。正常人体内的 DNA 分子，却不像模型那样一成不变，而是长期处于动态变化中。各种外在因素比如紫外线，或者内在因素如人体新陈代谢等，都可能导致 DNA 出现突变、损伤乃至死亡。

DNA 不能独自发挥作用，需要形成细胞才能发挥相应作用。就像光靠将军打不赢一场仗，还需要手下的士兵才行。但这些将军如果一拍脑袋决定大量征兵、穷兵黩武，就可能会造成不好的影响。这就需要有监军系统——负责 DNA 的修复。

BRCA 就是这个监军系统的重要组成部分。

正常情况下，BRCA 参与 DNA 修复，在防止基因突变、肿瘤形成的过程中发挥着重要的作用。但当 BRCA 出现了致病性的突变——监军跟将军同流合污，决定一起干坏事，使基因修复能力下降，日积月累，肿瘤发生的风险明显增加。

比起普通人群，BRCA1 和 BRCA2 基因突变携带者，乳腺癌发病风险升高了 5 ~ 7 倍。国外有研究显示，携带 BRCA1 或者 BRCA2 基因突变的女性，50% ~ 85% 一生中可能有罹患乳腺癌的风险。

国内研究则显示，携带 BRCA1 基因突变者，79 岁以前罹患乳腺癌的风险为 37.9%；携带 BRCA2 基因突变者，风险则为 36.5%。

而我国人均预期寿命为 77.93 岁，换句话说，我国携带 BRCA1/2 基因突变者，36.5% ~ 37.9% 会在一生中罹患乳腺癌。这样看来发病风险似乎比国外低。为什么国内外的研究数据差异这么大呢？这是因为乳腺癌的发病风险受多种因素影响，包括人种、环境、生活方式等。因此，国内外研究数据可能会不一致。但总体而言，*BRCA* 致病性突变增加乳腺癌发病的风险，已是不争的事实。

而且，*BRCA* 基因突变的风险不只在于增加乳腺癌的发病风险，还会增加卵巢癌、前列腺癌、胰腺癌、黑色素瘤等恶性肿瘤发病风险。乳腺癌易感基因，已然不仅限于乳腺癌。

❀ 薛定谔的拷问：人人都要查基因吗

既然 *BRCA* 基因突变这么危险，是不是所有人都要检测一下？毕竟就像薛定谔的盒子，不打开不知道啊。

目前来看，可能还不需要。有以下几个原因。

首先，*BRCA* 基因突变属于常染色体显性遗传。也就是说，如果家族中有 *BRCA* 基因突变，后代携带 *BRCA* 基因突变的概率确实会大很多。但如家族中不存在这种情况，那这组基因也很少贸贸然自己突变。因此，对于健康人群，假如家族中没有 *BRCA* 基因突变的携带者，也没有家族性乳腺癌、卵巢癌等恶性肿瘤聚集的，大可以不必担心。人携带的 *BRCA* 发生基因突变的概率相当低。

其次，如果家族中有乳腺癌、卵巢癌等恶性肿瘤患者，尤其是发病年龄比较年轻（比如 ≤ 40 岁），或者有男性患乳腺癌等情况，一般先让患者本人进行 *BRCA* 基因检测。

最后，即便家族中有乳腺癌患者的 *BRCA* 出现致病性基因突变，也不是全部 *BRCA* 基因突变都会遗传，比如体细胞突变就不会遗传。

总体而言，*BRCA* 基因突变的遗传是一个比较复杂的问题。

更复杂的情形是，目前已知的乳腺癌相关风险基因达 100 多种！而携带 *BRCA* 基因突变的患者，只占乳腺癌患者的一小部分。

因此，健康人群在决定进行乳腺癌基因检测前，最好前往乳腺科或者遗传咨询门诊，接受遗传学评估后再决策。

（文灼彬　司徒红林）

第三节
吸烟喝酒的女孩，小心乳腺癌

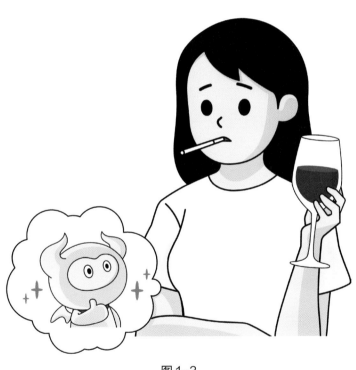

图1-3

"戒烟限酒，是改善不良生活方式的重要一步。"

林毅

是的，吸烟、喝酒会增加乳腺癌患病风险的哦。

⚙ 细支也是烟，肺癌、乳腺癌"买一送一"

吸烟是肺癌的主要危险因素之一，但对乳腺癌的影响可能少为人知。虽然中国女性主动吸烟比较少，但仍有不少女性是二手烟的受害者。研究表明，吸烟女性的乳腺癌发病风险会增加 20% ~ 40%，而且越早开始吸烟，风险越高。

对于女性吸烟者，可能更倾向选择细支香烟。除了认为细支香烟对健康影响更小以外，另外一个理由可能是"好看"。研究表明，在国内超过一半的女性吸烟者会选择细支香烟，其中接近一半是认为细支香烟的危害更小，另外有三分之一是因为细支香烟"好看"。看来女生果然是"颜控"啊。

令人惊讶的是，无论是否选择细支香烟，几乎所有吸烟者都会认为细支香烟对健康危害更小。但真的是这样吗？

一项在加拿大开展的研究表明，细支香烟的一氧化碳、羰基和芳香胺的排放量相对较低，但释放的甲醛、氨和酚类等有毒物质水平却明显升高。此消彼长下，细支香烟对人体的危害丝毫未减。除此以外，美国学者在一项长达 11 年的研究中发现，细支香烟吸烟者血液中镉含量明显高于普通规格香烟吸烟者，并且吸烟者无论男女，血液中镉含量的升高都是一致的。吸烟有害健康，即便自己不吸烟，也可以多帮助身边的朋友戒烟。

❀ 红酒也是酒，肝病、乳腺病找上门来

除了耳熟能详的酒精性脂肪肝、肝癌、心脑血管疾病以外，饮酒也会增加罹患乳腺癌的风险。研究表明，每天摄入 10 ~ 40g 酒精的女性，乳腺癌的发生风险比起从不饮酒的高 1.2 倍，而且每天饮酒的量越大，乳腺癌发病风险也随之升高。这里 10g 酒精是相当少的，即便是像啤酒这种低浓度酒精饮品，一小杯就可能轻易达到，何况这类酒精饮品都是按罐、按瓶来算的。对于运动爱好者来说，每周高水平运动可以降低患乳腺癌风险。但如果吸烟、喝酒，就完全抵消了运动的好处。

也许你会问，喝红酒不是对心血管好吗？其实不是的，已经有研究表明，即便是很少量的酒精摄入，也会在一定程度上增加心脑血管疾病的风险。因此，不存在说适量喝某一种酒对身体有好处的说法。

（文灼彬　井含光　司徒红林）

第四节
雌激素致癌？还能不能进食豆浆、蜂王浆、燕窝

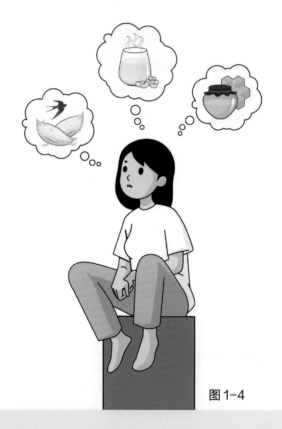

图1-4

"雌激素不是妖魔鬼怪，不必过度丑化。"

林毅

一、得了乳腺病，还能喝豆浆吗

数年前，一则"女子喝了三年豆浆后查出乳腺癌"的谣言传得沸沸扬扬。《人民网》《南方日报》等主流媒体纷纷出面辟谣，各地专家学者轮番上阵，好不容易才给豆浆把这个莫须有的"罪名"摘除了。然而影响却是深远的，时至今日，仍有许多患者有疑虑。部分医务工作者也以豆制品含植物性雌激素为由"劝谕"谨慎食用，加重了一些患者的顾虑。

实际上，大量研究表明，食用豆制品是安全的，且对乳腺有保护作用。早在 1980 年，美国已有研究显示，大豆饲料可降低大鼠乳腺癌发病率。近数十年来，世界各地开展了大量流行病学研究，其中包括针对亚洲人群的临床研究，提示豆制品可降低乳腺癌的发生风险。

❀ 植物雌激素，亦非狼虎

在豆制品中，饱受非议的植物性雌激素一般指的是大豆异黄酮，是大豆生长过程中的次级代谢产物。作为植物性雌激素，大豆异黄酮对人体内雌激素水平有双向调节作用。当人体内雌激素水平过高时，大豆异黄酮可起到抑制雌激素作用。而当人体内雌激素水平过低时（如绝经后），大豆异黄酮可发挥类雌激素样作用，如减轻骨质疏松、缓解潮热汗出等症状。

2012 年一项纳入 6 000 多例乳腺癌患者的荟萃分析显示，大豆异黄酮能降低绝经后女性乳腺癌发病风险，尤其对亚洲人群的保护作用更为显著。2020 年，国内一项研究显示，每天增加摄入 10mg 大豆异黄酮，与乳腺癌风险降低 3% 有关。

◈ 吃多少，有讲究

《中国居民膳食指南》建议每天摄入相当于 25g 大豆的豆制品，大约为 2 杯豆浆。同时，《中国居民膳食指南》提倡食物的多样化，每日摄入的食物种类要丰富，即豆类、奶制品、谷物类、动物性食物、蔬果类等都要有，每类食物的品种也要有差异，尽可能不挑食、不偏食。

有下面情况的人应慎饮豆浆。

➢ 胃肠道功能欠佳者，因为豆类中含有的低聚糖可能引起嗳气、肠鸣、腹胀等症状。

➢ 对于肾功能异常甚至肾功能衰竭的患者，大豆及其制品富含植物蛋白质，其代谢产物可能增加肾脏负担。

➢ 肾结石、痛风、腹泻患者也应慎饮豆浆。

二、跟蜜蜂抢吃的，你想清楚了吗

能不能吃蜂王浆？

乳腺病患者很容易就会想到这一"灵魂拷问"，大家最担心的，自然是——听说蜂王浆里有激素啊。

蜂王浆到底有没有激素呢？乳腺病患者能不能吃呢？

首先，大部分人最关注的是蜂王浆有没有雌激素？人们在追求这类由动物身上获取的滋补品，如燕窝、蛤蟆油、蜂王浆等，同时常常会疑虑相关的雌激素问题。

但应该澄清的是，蜂王浆里面含有的雌激素微乎其微。微到什么程度呢？有学者在全国各地收集了 60 份市面销售的蜂王浆商品，其中有 55 份都检测不到一点雌激素，剩下的 5 份雌激素含量也是远低于食品要求的限量。

听起来感觉挺安全的。

但是，不含雌激素≠没有雌激素样作用。

这话听起来有点拗口。举个例子，米饭可以提供能量，但即便人不吃米饭，也能通过吃鱼、吃肉获得能量，因纽特人就是这么做的。

研究表明，蜂王浆能促进小鼠卵巢、子宫发育；对于切除卵巢的大鼠，喂食蜂王浆也能发挥类似于雌激素的作用，并预防骨质疏松的发生。这些研究提示，虽然蜂王浆确实几乎不含雌激素成分，但却有其他成分可能发挥着类似雌激素样的生理作用。学者们认为，可能是蜂王浆里含有的脂肪酸、蛋白质，或其他尚未明确的成分发挥着雌激素样作用。

当然，雌激素样作用也不是洪水猛兽，蜂王浆确实是不可多得的食品。1958 年，蜂王浆刚开始在我国上市的时候，价格达到了2 000 元 / 千克。尽管几年后就回落到 400 元 / 千克，但可以想象在那个年代蜂王浆有多贵重。

如今，随着人们生活水平提高，蜂王浆产量可观，价格也变得更加亲民，因此不反对人们偶尔适量食用。但对于青少年而言，长期大量食用可能增加性早熟风险；由于个体体质的差异性以及疾病谱的变化，对于乳腺病患者，尤其是雌孕激素受体阳性的乳腺癌患者，不建议自行长期食用。

小结

1. 蜂王浆几乎不含雌激素，但却可能有雌激素样的作用。

2. 偶尔吃一些蜂王浆无妨，但不建议青少年及乳腺病患者长期大量食用。

三、得了乳腺病，能不能吃燕窝

吃个燕窝都能引发人们焦虑，究其原因还是源于人们对雌激素的担忧。毕竟乳腺病患者几乎都"谈激素色变"。

那燕窝里有没有激素呢?

有,但很微量,对人体有多少影响是存疑的,而且目前尚缺乏高质量研究进一步证实。

实际上,比起激素含量,值得人们担心的还有其他鲜为人知的因素。

首先,燕窝盛产于东南亚国家。潮湿温暖的气候,加上燕窝上固有的粪便、羽毛、唾液等,为细菌、真菌、螨虫的生长提供了良好的环境。其中有不少细菌和真菌,都具有耐热属性,简单的煮沸不能把这些病原体完全杀灭。螨虫更是引起过敏反应的重要原因。

除此以外,重金属和亚硝酸盐残留也是燕窝被诟病的因素之一。因为即便经过处理,仍可能在上市的燕窝产品中检测到微量汞等重金属。2011 年的"假血燕"事件更是闹得沸沸扬扬。据报道,进口的"假血燕"亚硝酸盐含量高达 11 000mg/kg。受此事件影响,我国作为燕窝的主要消费国,禁止了所有的海外燕窝产品进口。直到 2013 年以后,才逐渐恢复。

既然燕窝有这么多问题,那还要不要吃?

首先看看燕窝有什么功效。

在古代,燕窝被视为高级食品,是权贵的象征。清代本草类专著《本经逢原》把燕窝作为药材收录,认为燕窝具有养阴润肺的功效。但《本经逢原》同时指出，燕窝药效较轻："然惟病热初浅者为宜。若阴火方盛，血逆上奔，虽用无济，以其幽柔无刚毅之力耳。"较轻的药效加上昂贵的价格，对于追求"简便效廉"的中医药学来说是有些奢侈的，因此后世未把燕窝作为主要中药材。

那么燕窝作为人们眼中的高级补品，营养价值究竟几何？

燕窝的主要成分是蛋白质和碳水化合物。虽然燕窝被视作高级补品，但其营养价值可能并不高。研究者发现，如果给营养不良的大鼠只喂食燕窝，它们的营养不良情况并没有多少改善。相比之下，反而给予少量的乳清蛋白就足以改善大鼠的营养不良。

当然，土豪选食材，不为功效，不求营养，只为好吃。

确实清代袁枚的《随园食单》专门提到了燕窝这种食材："杨明府冬瓜燕窝甚佳，以柔配柔，以清入清。"但也同时提到"燕窝贵物，原不轻用。"至于为什么不轻用，大概是因为贵吧，所以土豪请随意。

"旧时王谢堂前燕，飞入寻常百姓家。"

如果只是把燕窝当作食品，偶尔丰富一下菜单，不妨自行选择。但如果寄希望燕窝发挥重要的治疗作用，或者提供大量优质蛋白，就可能有点"强窝所难"了。毕竟，无论是养阴润肺还是补充营养，都有更多廉价、可及且安全优质的选择，没有必要跟燕子争房子。

（文灼彬　赖凤飞　司徒红林）

第五节
乳腺增生到乳腺癌一步之遥？这一步跨得有点大

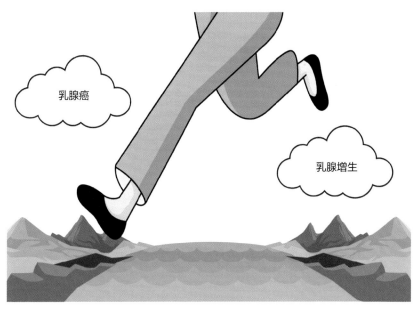

图1-5

"转变医学理念，改变重治疗轻预防保健的传统观念，将医学战略重心从'治已病'向'治未病'前移。"

林毅

乳腺增生对于女性朋友而言可能并不陌生。但是不少人看到"增生"还是会担心，感觉离乳腺癌可能不远了。

乳腺增生离乳腺癌到底有多远？

我们又能够做些什么？

其实乳腺增生是一个相对广泛的概念，不同学者对增生的命名和定义存在争议，这可能是由于命名的原则和角度不同。国外学者更多采用组织病理类型进行命名，比如乳腺腺病、硬化性腺病、普通型导管增生等。在 2019 年世界卫生组织（WHO）更新的《乳腺肿瘤分类》里，仅良性上皮增生和乳腺腺病就有 7 种病理分型，这还不算非典型小叶增生、假血管瘤样间质增生等，同样称作增生，但被划分到其他病理类别里的分型。

国内专家共识则倾向于把这部分具有相似生理、病理特点的一类病症统称为乳腺增生症或乳腺增生病。就好比别人问你家在哪里，你可以说住在 XX 市 XX 区甚至精确到门牌号，也可以来一句："我是东北那嘎达的。"

有人可能会觉得，这样命名是不是不够准确啊？

事实上，如果从临床实际出发，采用这种相对笼统的命名可能更加符合实际需要。

因为前述的"准确诊断"都是病理诊断，原则上要从乳房取部分病灶组织进行活体组织检查（简称"活检"），才能得出这样的诊断。

但如果对每一位因为乳房疼痛、结节或其他相关不适症状来就诊的患者，医生都做有创伤的活检来明确诊断，那可能就有点过了，让人难以接受。

所以此处讲的"乳腺增生"，指的是相对广泛的乳腺增生症。

为什么不少女性朋友担心乳腺增生会变成乳腺癌？

当然这种担心是有一定依据的。

20 世纪 40 年代，学者 Berenblum 和 Rous 提出了恶性肿瘤的两阶段理论：起始和促癌。此后，进一步形成肿瘤多阶段发展理论。即正常细胞在多种致癌因素的影响下，逐渐发生癌前病变，并最终形成恶性肿瘤。具体到乳腺，则经历了正常细胞→乳腺增生→不典型增生→原位癌→浸润癌的多阶段发展模式。

但这种发展模式不是必然的，从乳腺增生到乳腺癌，并不是一条单行道。比如，您以为从增生到乳腺癌可能是这样的（图 1-6）。

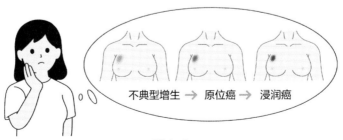

不典型增生 → 原位癌 → 浸润癌

图 1-6

实际上可能是这样的（图 1-7）。

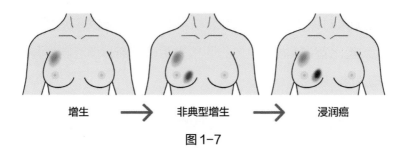

增生　　→　　非典型增生　　→　　浸润癌

图 1-7

甚至是这样的（图 1-8）。

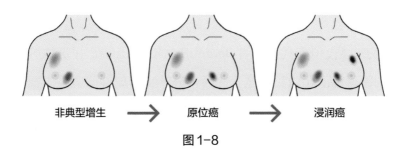

非典型增生　　→　　原位癌　　→　　浸润癌

图 1-8

当然，其实最大的可能是这样的（图 1-9）。

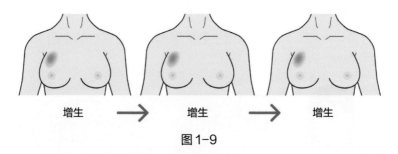

增生　　→　　增生　　→　　增生

图 1-9

　　虽然存在前述多阶段发展模式，并有研究提示单纯性乳腺增生患者发生乳腺癌的风险比健康人群要高一些，但事实上绝对风险仍然非常小。

但有一种特殊类型的增生——不典型增生，这类患者罹患乳腺癌的风险比普通人群高 4～5 倍，需要引起重视并给予相关干预治疗。

聪明的读者可能已经发现问题：这里说的单纯性增生和不典型增生，也都是病理诊断。不做活检或手术，怎么知道是哪一种增生类型？

幸运的是，乳腺影像诊断水平早已得到很大的提高。合理选择彩色多普勒超声检查（简称"彩超"）、X 线片或磁共振成像等检查，特别是由有经验的影像团队来操作，筛查诊断符合率已经相当高了。

但医学不是算命。发病风险增加不代表这一增生病灶一定会进展为乳腺癌。实际上，目前医学界无法预测哪些增生病灶会演变成乳腺癌。因此，定期随访复查，以达到早发现、早诊断，是现代医学防范乳腺癌的重要手段。

很明显，仅仅为了早发现是无法令人满意的。毕竟我们更希望的是不要得癌啊。

对于这个问题，不少人可能会有这样的感觉：每个月月经快来的时候，乳房好像特别容易胀，甚至痛。

从中医的角度说，女子的气血精微，在冲任的调节下，周期性地灌注到乳房、子宫，使乳房、子宫出现周期性的充盈、疏泄，由此产生月经来潮以及双乳的胀感。当各种因素影响到这一机制的时候，容易出现乳腺增生、月经不调等病症。这一认识与现代医学的下丘脑-垂体-卵巢轴理论非常相似。

基于乳腺经前充盈、经后疏泄的生理特点，林毅教授提出运用"中医药周期疗法"进行治疗。具体而言，通过在月经来潮前疏肝活血、消滞散结；月经来潮后温肾助阳、调摄冲任，顺势而为，达到标本兼治的目的。体现在用药上，便是广东省中医院的消癖系列口服液制剂。

对于无法获取药物的读者，别忘了人体自身就是一个小药箱，采用穴位刺激的方法，亦能获得一定效果。基于林老"中医药周期疗法"的创新理论，乳腺增生病者可以选择在月经来潮前揉按合谷、太冲、血海、期门等穴位，理气活血、散结止痛；月经来潮后揉按或艾灸肾俞、三阴交、太溪、涌泉等穴位，温肾益精、调理冲任。

此外，对于乳腺不典型增生，林毅教授基于多年临床观察，认为与增生→不典型增生→原位癌→浸润癌的演变模式相应，患者的病机变化往往呈现气滞→痰凝→血瘀→痰瘀互结、冲任失调的演变规律。

因此，如将患者的气滞、痰瘀清除掉，把冲任调理好，理论上可延缓、阻断甚至逆转这种演变过程。

研究团队开展一系列研究，对病理确诊的乳腺不典型增生患者，运用周期疗法的中药制剂辨证组合用药，可缩小乳房肿块、降低乳腺腺体密度，有效率达到91.8%。

因此乳腺增生患者，尤其是不典型增生者，应前往乳腺专科就诊。早发现、早诊断、早干预，把乳腺癌的预防前移到乳腺增生的干预中。

小结

1. 乳腺增生内涵丰富，但都是良性的。

2. 不典型增生的乳腺癌风险比其他人高，但难以准确预测哪些人群或者病灶会癌变，建议定期密切随访。

3. 林毅教授"中医药周期疗法"干预乳腺增生有良效。

（文灼彬　司徒红林）

第六节
不同的年龄，共同的烦恼

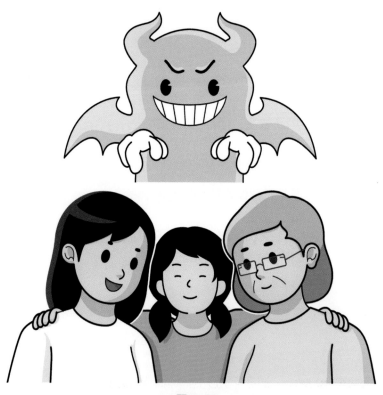

图 1-10

"莫道年轻便无癌，年轻患癌更凶险。"

林毅

根据国家癌症中心发布的癌症统计数据显示：2022 年中国女性乳腺癌新发病例数达 42.9 万，比女性肺癌多 12 万，继续在女性恶性肿瘤发病数中位列第一。

如果在乳腺癌患者中画两条年龄线：40 岁和 60 岁，就会发现，40 ~ 60 岁的乳腺癌发病率明显高于其他年龄段（图 1-11）。

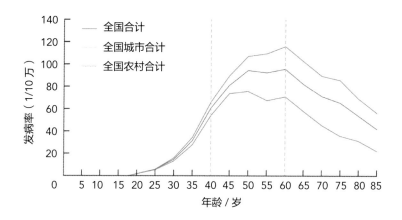

图 1-11　中国女性乳腺癌发病率

资料来源：赫捷，陈万青，李霓，等.中国女性乳腺癌筛查与早诊早治指南 [J].
中华肿瘤杂志，2021,30(03):357-382.

其次是 60 岁以上的老年乳腺癌患者。随着人口老龄化增长，在全部乳腺癌患者中，老年乳腺癌患者大约占 1/3，在这个年轻 - 中年 - 老年的分组里面，似乎表现比较平均。但因乳腺癌死亡的患者中，却有接近一半是老年患者，很明显老年乳腺癌患者死亡风险更高。

是不是年轻乳腺癌患者就没事呢？

恰恰相反，40 岁以下的人患乳腺癌虽然发病率相对比较低，却同样面临着死亡率更高的风险。有研究表明，在年轻乳腺癌患者中，发病年龄每下降 1 岁，死亡风险升高 5%。

似乎乳腺癌对年长的人和年轻的人，都不友好啊。

但造成这种不友好的原因，却有所不同。

年轻人身体更硬朗一些，比起中老年人应该不容易得病。但如果在年轻时得病，是否意味着肿瘤的攻击性更强，或者这个年轻人的抗病能力比较弱？

事实的确如此，年轻乳腺癌患者肿瘤细胞恶性程度往往较高，容易发生转移。而且，有遗传倾向特别是 BRCA 基因突变的比例更高，易罹患臭名昭著的三阴性乳腺癌。中医认为"邪之所凑，其气必虚"，这样的女性往往由于先天禀赋不足，当遇到侵袭性强的癌细胞时，一不留神容易败下阵来。

而老年人患乳腺癌却不是这样。

一方面，由于老年乳腺癌患者的癌细胞往往侵袭性比较低，病程进展缓慢，以预后较好的管腔型（Luminal 型）居多，治疗方法也相对较多。如把年轻乳腺癌患者的癌细胞喻为金角大王、银角大王，老年乳腺癌患者的癌细胞可能就是个巡山的小喽啰吧。

另一方面，老人对乳腺癌的认识较少，体检意识薄弱；而且由于肿瘤侵袭性低，生长速度较慢，即使发现乳房肿块但不痛不痒未能引起重视，任其发展容易"温水煮青蛙"；此外，许多老人非常隐忍，抱着不给儿女添麻烦的想法，往往等到乳房肿块很大甚至翻花溃烂才到医院就诊，错过早诊、早治的时机；还有，老年患者对放化疗等现代医学治疗更加抗拒或不耐受……种种因素掺杂在一起，难怪小喽啰也能"盲拳打死老师傅"了。

健康不分年龄，在任何年龄段都应树立科学的卫生保健意识，进行定期合理的检查，有助于乳腺癌的早发现、早诊断、早治疗，以期延年益寿。

（文灼彬　司徒红林）

第七节
男性乳腺癌：万中无一，却更加凶险

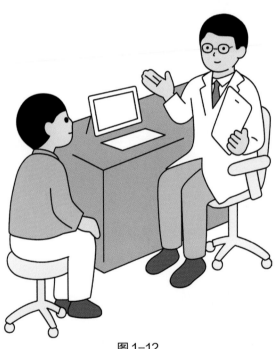

图 1-12

> "男性患乳腺癌更加隐蔽而凶险，乳腺科有时候是'男士优先'。"
>
> 　　　　　　　　　　　　　　　　　　　　　林毅

　　韩剧《嫉妒的化身》史无前例地安排男主角罹患乳腺癌，把这个少数患者群体推到了荧幕前。剧情设计可能会让你一笑置之：男人也会得乳腺癌？

　　当然会的，其实早在清代乾隆年间，王维德在《外科全生集·乳岩》中就提到："男女皆有此症。"同样成书于清代的《疡医大全·乳岩门主论》亦云："男子患此，名曰乳节，与妇女微异。"

　　虽然早已有古籍记载，但许多男同胞还是难以置信：我明明都没胸啊！

　　要知道胸和乳腺是两回事。实际上，无论男女，生来就有乳腺。只是男性随着睾丸发育，体内雄性激素增多，对乳腺组织的发育有抑制作用，并随失用而退化，因此没有外显，但腺体组织一直存在。而只要具备乳腺组织，就存在发生乳腺癌的可能。

　　但日常生活中，很少见到或者很少听说男性患乳腺癌。

　　这是因为男性乳腺癌发病率确实相当低。

　　前段时间在网络上有一个非常火的冰桶挑战，呼吁关注一种罕见病群体——渐冻人，也就是肌萎缩侧索硬化患者，其发病率约为5/10万。

　　男性乳腺癌呢？1/10万。

　　这还只是全球平均的数据，如果放到发病率小的国度，比如泰国，男性乳腺癌发病率只有 0.16/10 万。这跟双色球二等奖中奖概率相差无几了。想想人一辈子中一次彩票二等奖的概率有多高？从这个角度看，男性乳腺癌患者真可谓"天选之子"了。

❀ 更少见，却更凶险

但正是这么一个万中无一的疾病，却更加凶险。

一方面，男性乳腺癌患者确诊时间比女性更晚。可于任何年龄发病，平均发病年龄为 50～60 岁，最常见的表现是乳房无痛性肿块，因多无不适症状，故就诊时分期多偏晚。研究表明，53% 的男性乳腺癌患者首次就诊时，已经达到 II 期及以上。这就意味着，超过一半患者，乳房肿块超过 2cm，或者出现淋巴结乃至远处转移。

究其原因，很多时候是与男性乳腺癌少见、认知不足有关。男性乳腺癌占所有乳腺癌患者的 1% 左右，因此，乳房上出现肿块往往不会往乳腺癌方面想。而且正是由于发病率低，因此对男性不可能像对待女性一样，对高发人群进行乳腺癌筛查。

同样因为发病人数少，难以专门针对男性乳腺癌患者开展大规模的高质量临床研究，以致长期以来男性乳腺癌的治疗，都是参考女性乳腺癌治疗方法推理而来的。直到 2020 年，美国临床肿瘤学会（ASCO）才发布了《男性乳腺癌管理指南》，填补了这一空白。

此外还有讳疾忌医的因素。正如前文提到的《嫉妒的化身》，尽管有戏剧成分，但其中的剧情也恰如其分地反映了大部分男性乳腺癌患者所面对的窘境。

诊室外其他患者异样的目光。

穿上专为女性患者设计的粉红色病号服。

接受钼靶摄影检查时难以名状的疼痛。

对自己"男子气概"的质疑。

…… ……

种种不友好无疑加深了男性患者的抗拒心理，以至于错过早诊、早治的良机。

而且，乳腺癌可不是做完手术就好了的。还需要接受长年累月的后续治疗和随访，其间患者很可能是没有任何症状的。这种无症状让许多患者误以为治疗和随访并不是那么迫切和重要，未能坚持全程规范化诊疗，也可能是男性乳腺癌预后较差的因素之一。

❀ 哪些男性容易得乳腺癌

一般认为，男性乳腺癌与几个因素关系比较密切。

1. **年龄** 年龄越大，患癌风险越高。这一特点不仅在男性乳腺癌，在其他恶性肿瘤中同样存在。

2. **人种**　黑色人种发病率比其他人种高。

3. **遗传与基因**　具备乳腺癌家族史的男性，发病率较其他男性高。存在部分致病性乳腺癌相关基因突变的男性，如 *BRCA1/2*、*PTEN*、*CHEK2*、*PALB2* 等，发病风险也会升高。

此外，还有一些与环境、激素相关的原因。

1. **电离辐射**　长时间暴露在电离辐射中可能增加男性乳腺癌发病风险。

2. **与性激素失衡相关的因素**　如睾丸疾病、肥胖、肝病、男性乳房发育、摄入外源性雌激素。

读到这里你可能会猛然发现，其中一些因素是无法改变的，像年龄、人种、遗传基因等。但仍然有一些是可以通过积极的生活方式而改变的，比如肥胖。

所谓一胖毁所有。与肥胖相伴相随的除了耳熟能详的高血压、糖尿病、冠心病、脑卒中以外，如今还要加一个男性乳腺癌。因此，"管住嘴、迈开腿"是降低乳腺癌风险的重要方法之一。

虽然男性一般不进行乳腺癌的筛查，但对于有明确遗传因素的男性，如 *BRCA1/2* 致病性基因突变携带者，患病风险明显更高，应该尽早前往医院接受遗传学的咨询，学习乳房自检的方法，定期前往医院接受专科检查和乳腺癌筛查。而且由于 *BRCA1* 致病性基因突变者，前列腺癌发病风险也会明显升高，因此还需要关注前列腺癌筛查的情况。

此外，对于存在家族遗传史、肝病、睾丸疾病等高危因素的男性患者，如果发现乳房肿物，尤其是无痛性肿物，建议及时前往乳腺专科就诊，以期早诊、早治。

（文灼彬　司徒红林）

第八节
有高危因素的人如何预防乳腺癌

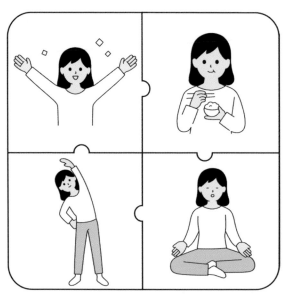

图 1-13

　　"《黄帝内经》有言：'上古之人，其知道者，法于阴阳，和于术数，食饮有节，起居有常，不妄作劳，故能形与神俱，而尽终其天年，度百岁乃去。'"

林毅

✿ 乳腺癌的高危因素有哪些

与其他恶性肿瘤一样，乳腺癌的确切病因目前还不是很清楚。但通过全球范围内数十年的大量研究，已证实乳腺癌的发生是一种多因素联合作用的复杂生物学过程，涉及遗传、环境、心理、生活方式等诸多方面。目前认为乳腺癌的主要高危因素有以下方面。

1. **年龄**　中国乳腺癌高发年龄是 45 ~ 55 岁，比欧美早 10 岁。其中，年轻患者相对较多，35 岁以下约占 15%。

2. **性别**　研究显示女性乳腺癌的发病率是男性的 100 倍。

3. **乳腺癌家族史、遗传史**（*BRCA* 致病性基因突变）。

4. **患病史**　患有乳腺不典型增生，高内源性雌激素水平。

5. **人种**　黄色人种比白色人种发病率低，但发病率逐年以 3% 的速度增长。

6. **生殖因素**　如初潮早、晚绝经、总行经时间长、未生育或初产年龄 > 35 岁等。

7. **体脂**　绝经后的肥胖。

8. **不良生活方式**　如饮酒、吸烟、长期不良情绪、长期熬夜、少运动等。

9. 环境因素　电离辐射。

充分了解乳腺癌的高危因素，评估个体乳腺癌患病危险大小，是采取合理预防、筛查监测的基础。

❀ 如何避免乳腺癌的高危因素

面对这么多的高危因素，怎样才能避免风险因素从而预防乳腺癌的发生呢？

第一步是高危因素的筛查和阻断。

前述高危因素中，有一些是与生俱来的，比如肿瘤家族史、人种、性别、初潮早、晚绝经、乳腺癌易感基因突变等，这些是没有办法改变的。

所谓"三分天注定，七分靠打拼"，还有不少高危因素是可以避免的，除了上面提及的吸烟、喝酒以外，还包括长期熬夜、不良情绪、大龄未育、不哺乳、少运动、肥胖等。对于这类高危因素，可以通过积极的生活方式调整，最大限度降低患病的风险。

可参考林毅教授倡导的健康生活方式。

1. 情绪调节　中医认为，怒、喜、思、忧、恐与人体五脏相对应，某种情绪过于强烈，可能会影响脏腑功能，如怒伤肝、恐伤肾、思伤脾等。"女子以肝为先天"，因此女性更容易出现情绪不畅等表现。

2023 年，中国疾病预防控制中心发布了在三个省份九个医疗中心开展的一项研究数据，纳入了 6 万多名参与者。研究发现，抑郁是乳腺癌发生的危险因素。而且由抑郁引发的乳腺癌风险，在绝经前女性中更加明显。

因此，林老常劝慰、鼓励大家保持快乐的心情，好心情来自五个快乐：宽容享乐、知足常乐、自得其乐、助人为乐，逆境中也要寻找快乐。开心是最好的保健品，而且还是免费的。而移情于景，与移情于乐，是常见的情绪调节方法。

移情于景。春季是踏青的好季节，凭栏远眺、登高望远，可以舒展身心，享受大自然的壮美风光，令人心旷神怡。就像范仲淹所说的"……登斯楼也，则有心旷神怡，宠辱偕忘，把酒临风，其喜洋洋者矣。"

移情于乐。音乐可怡情养性，中医学认为，音乐可分为宫、商、角（jué）、徵（zhǐ）、羽五音，与人的五种情志（思、忧、怒、喜、恐）分别相关。当出现肝气郁结所致急躁易怒等表现时，可选听角调曲目（对应五脏属肝），有利于疏肝解郁。代表曲目包括：《霓裳曲》《胡笳十八拍》《春之声圆舞曲》《列子御风》《庄周梦蝶》。

2. 均衡饮食　《黄帝内经》指出："五谷为养，五果为助，五畜为益，五菜为充，气味合而服之，以补精益气。"也就是说，谷物、瓜果、蔬菜、肉类等各种食物营养成分各不相同，没有一种食物能供给身体所需的全部营养素，因此每日膳食必须有多种食物合理搭配，才能达到养生保健、预防疾病目的。

大多数流行病学研究证实，长期摄入高热量、高脂肪含量食物的人群乳腺癌的发病率要高于一般人群，高纤维素饮食则有助于降低乳腺癌的发病风险。其中，以地中海饮食较为人称道。这种膳食模式强调以植物性食物为主，包括蔬菜、水果、豆类、坚果、全谷物等。适量食用家禽、鸡蛋、奶酪和酸奶，减少红肉、糖类摄入，代之以鱼类和海鲜等。此外，内脏、油炸食品等含脂类较高的食品也应减少。

3. 适当运动　一定强度的运动可以降低 20% 的乳腺癌风险，这种风险的下降，跟运动种类无关，但与运动强度有关。运动可以为身体健康加油，要让运动成为生活的一部分。有的朋友说，我上班没坐着，都是走来走去的；我是职业主妇，一大堆家务活整天都忙不完。这算运动吧？不，不，这是劳动，不是运动。建议每周进行约 3 小时的中等强度运动，比如快步走、骑自行车、非比赛性质的羽毛球等。

对于中老年人，尤其是有高血压、心脏病等基础疾病的患者，高强度运动容易诱发心脑血管疾病发生，这就得不偿失了。对此，林毅教授创编的《女性养生导引功》可能更为合适。这是一套以中医脏腑、经络、气血理论为基础，结合女子生理、病理特点而创立的养生保健功法。坚持锻炼，可达到疏通经络、运行气血、平衡脏腑、调理阴阳的功效，详见本书"调养篇"。

当然，不同年龄、不同身体状况的人，对运动的喜好不同，关键在于选择合适自己的、自己喜欢的，并且能坚持下来的运动方式。

4. 规律起居　不少人可能有这样的体验，如果哪天加班熬夜了，到了平时睡觉的时间，眼皮自然而然就往下掉，想强撑都撑不住。但如果熬过了晚上 12 点，人反而变得亢奋，不容易睡着。如果熬到早上完成工作终于可以休息一会了，但这时候反而睡不着了。

这是因为人与天地相应，随着日出日落，人的阳气存在消长变化。具体而言，夜间属阴，前半夜为阴中之阴，适宜入眠；后半夜为阴中之阳，也就是子时一过，阳气开始生发，所以这时候反而不容易睡着。而白天属阳，上午更是阳中之阳，此时阳气生发最为显著，因而上午往往都难以睡着。

现代医学把这种表现称为生物钟，中医叫作顺应天时。

中医认为女人以肝为先天，熬夜最为伤肝。现代医学研究也提示，长期夜班工作会增加乳腺癌发病的风险。因此，应日出而作、日落而息，以顺应天时，有助于人体阳气升发、阴精潜藏，达到阴阳平调、脏腑安和、养生防病的效果。

第二步是通过早期筛查，做到早发现、早诊断、早治疗。

筛查的手段除了乳腺自检和医生体检以外，如果想早期发现乳腺癌，还是要通过影像学检查来实现。对于一般人群，推荐从 40 岁开始，每年做一次彩超，每 1 ~ 2 年做一次乳腺钼靶 X 射线摄影（俗称乳腺钼靶）。对于具有多项危险因素的人群，应该更早开始乳腺癌的筛查，必要时结合磁共振成像（MRI）等影像学手段。老年人也应加强健康意识，转变讳疾忌医的观念。具体可以咨询乳腺专科医生，制订个性化的乳腺癌筛查方案。

第三步是预防性治疗。

从人文关怀的角度而言，现代医学的药物预防和预防性手术切除具有一定争议性。药物预防主要采用内分泌治疗，如他莫昔芬。但长期使用会增加血栓、白内障甚至子宫内膜癌的风险。

预防性手术切除因安吉丽娜·朱莉为人所熟知，但并不适合所有人群。正如前文提到的中国女性 BRCA 基因突变携带者，乳腺癌发病风险比西方国家女性低——接近 2/3 携带者不会发病。如果都做乳腺或卵巢的预防性切除，就有过度治疗之弊了。

林毅教授倡导采用中医治未病的方法。从大的方面而言，她认为乳腺癌的发生需要两个条件：一是肿瘤细胞（种子）的存在；二是人体内环境失衡状态下自身抗肿瘤能力的减弱（土壤）。也就是说，是由局部与整体共同决定的，就像"种子"与"土壤"的关系一样。须知每个人身上都可能有癌细胞，为什么有的人得癌，有的人不得癌呢？其实，跟土壤有很大关系。这个土壤，用中医的语言来说就是：正气是否亏虚；是否有气滞、痰凝、血瘀、湿浊等病理因素，如果有，就为肿瘤的生长提供了条件。癌细胞往往与气滞、痰凝、血瘀等互为因果，恶性循环，不断加重正虚之候，终致疾成。而五脏安和，方能正气稳固，正胜邪退，正如中医所言"正气存内，邪不可干"。因此，体质有所偏颇或亚健康状态时，通过中医药辨证干预，调整不良体质状态，实现不生病、少生病、晚生病或不生大病，从而预防或延缓乳腺癌的发生。

（文灼彬　司徒红林）

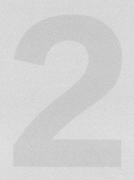

第二章

筛查篇

第一节
杀鸡用牛刀？
筛查手段不是越贵越好

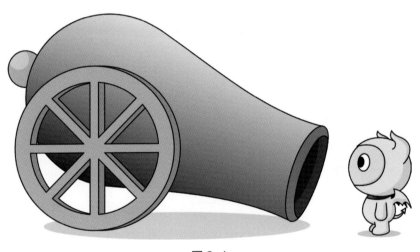

图 2-1

"精准筛查应该用得其所，不是越贵越好，合适的才是最好的。"

林毅

女性朋友们可能不难发现，近年来身边的乳腺癌患者越来越多了。不经意与亲朋好友聊天时，可能就会发现某一位认识的人得了乳腺癌。一方面感慨唏嘘，另一方面对于自己的乳房健康也更加担心了。为此，不少女性朋友要求医生开"最贵"的检查，似乎越贵的检查越好，尤以乳腺磁共振成像和正电子发射计算机断层显像仪（PET/CT）检查较常被问及。

乳腺彩超和钼靶摄影是最为常用的乳腺癌筛查手段，这两项检查定价大多在 100～300 元。相比之下，乳腺磁共振成像动辄上千元，而 PET/CT 奔着 5 位数的价格不可谓不高。

那么，是不是越昂贵的检查就越准确呢？我们先从磁共振成像说起。

❀ 从"核磁共振"到"磁共振"

不得不说，比起常用的彩超和钼靶摄影，磁共振成像是有独特优势的。

一方面，磁共振成像检查更加敏感，能发现一些微小的病灶，因此对病灶隐匿的乳腺癌，检出率比传统检查手段会更高一些。同时，对于乳腺癌高风险人群，为了更早发现乳腺癌，也可用磁共振成像作为筛查手段。此外，彩超或者钼靶摄影提示可疑病变的病灶，可以把磁共振成像作为一种补充检查手段，尤其适合年轻、腺体丰富者。而且，磁共振成像检查没有辐射，可用于孕妇检查。

是的，磁共振成像是没有辐射的！没有辐射的！没有辐射的！

不少人觉得磁共振成像有辐射，其实是个有历史原因的误会。在磁共振现象被发现之初，科学家发现原子核在磁场内会出现共振现象，并把这种现象称作核磁共振（nuclear magnetic resonance，NMR）。这个英文名称里的 nuclear 与核辐射（nuclear radiation）用了同一个字眼，以至于人们认为与"核"相关的都有辐射。但实际上，核磁共振的"核"指的是原子核。而原子核需要通过聚变、裂变等方式，才会产生辐射。就像木头可以通过生火来发光、发热，但木头自己不能发光、发热。

磁共振原理被应用在医学影像上，称作核磁共振成像（NMRI）。但误会和害怕的人太多了，后来医学家干脆把"核"字去掉。但人们既定的印象有时候难以改变，加上磁共振成像检查的设备看起来跟有辐射的计算机断层扫描（CT）非常相似，以至于不少人仍忐忑不安。实际上这种担心是毫无根据、没有必要的。

当然，磁共振成像也有其自身的弱点。一方面，虽然磁共振成像检查敏感性高，但随之而来的是特异性相对不足。有时候磁共振成像会出现假阳性结果，把其他良性病变如硬化性腺病、放射状瘢痕、乳腺炎性疾病等，当作"乳腺癌"。就像玩打地鼠的游戏，手速快的选手可能把所有冒头的地鼠都打到了，但如果其中掺杂几只兔子、小猫，可能也会不小心把这些小动物也打到。这不仅会增加受检者的焦虑，还可能增加一些原本不必要的活检甚至手术。

此外，乳腺磁共振增强检查需要注射一种叫作钆（gá）的对比剂。尽管这种药物不良反应较少，但因药物需要通过肾脏代谢，部分肾功能不全的患者仍应谨慎使用。

而且，高强度的磁场可令许多精密仪器失效，许多体内植入心脏起搏器的患者是不能接受这项检查的。尽管一些抗磁场的起搏器逐渐上市，但价格也比普通起搏器更加昂贵。

PET/CT：买贵不买对

比起日益普及的磁共振成像，知道正电子发射计算机断层显像（PET/CT）的人可能还不多，因为这项检查以往主要用于肿瘤患者。但在一些体检机构，已经把 PET/CT 作为体检项目向健康人群推广了。

那么 PET/CT 适合用于肿瘤筛查吗？

先来了解一下 PET/CT 是怎么发现肿瘤的。做 PET/CT 之前，受检者会被注射一种放射性核素，这种核素结构与葡萄糖相似，人体的细胞会将它当作葡萄糖而吸收利用。癌细胞由于生长活跃、代谢旺盛，"食量"也比一般正常细胞要大，成像仪就可以显示哪些器官组织内聚集了更多的核素。同时结合 CT 扫描，以此来判断是否存在肿瘤以及肿瘤的部位。

因其全身扫描以及与放射性核素结合的特点，PET/CT 最常应用于恶性肿瘤的诊断、分期、疗效评估，尤其是用于复发转移的肿瘤病情评估，以及隐匿肿瘤病灶的检出和诊断。

但当 PET/CT 作为筛查手段时，它的缺点也显而易见。

首先是辐射问题。PET/CT 检查的辐射由放射性核素和 CT 组成。一次 PET/CT 检查的辐射剂量在 15 ~ 30mSv。

这是一个什么水平呢？

以 PET/CT 的操作医护人员为例，法例规定，电离辐射从业人员连续 5 年平均每年剂量 ≤ 20mSv，任意一年有效剂量 ≤ 50mSv。从这个角度讲，一次 PET/CT 检查是相对安全的，至少不超过放射科工作人员接触的辐射上限。尤其是对于确有临床需要的肿瘤患者而言，利大于弊。但作为对健康人的筛查，可能就不能这么算了。

虽然辐射剂量不大，但自然是越少越好的。而且放射性核素会在体内存留一段时间，半衰期大约为 2 小时。在核素完全排出体外之前，受检者不仅自己受到辐射，也会向外发出辐射。因此建议受检者要多喝水，加快核素排出，同时受检后一段时间内避免与孕妇和儿童近距离接触。

其次是灵敏性和特异性问题。在我国开展的一项面向无症状人群应用 PET/CT 进行体检的试验中，在 4 899 个受检者中，PET/CT 发现 137 个疑似恶性肿瘤患者。但这 137 例疑似患者中，只有 72 例最终确诊是恶性肿瘤，剩余 65 例最终确定是良性。此外，还有 8 位恶性肿瘤患者没有被 PET/CT 发现。可见 PET/CT 仍有一定的误判率，这与核素显像的特点有关。

PET/CT 发现肿瘤的准确性与肿瘤摄取核素的水平直接相关。对于核素摄取水平较高的乳腺浸润性导管癌，核素显像可以比较清楚。但对于摄取水平比较低的肿瘤，如乳腺小叶癌、原位癌或者分化程度高的肿瘤，核素显像可能并不清楚，导致出现漏网之鱼。而且，除了恶性肿瘤以外，一些良性病变也会摄取核素，比如乳腺炎，尤其是肉芽肿性乳腺炎，核素摄取量较高，容易出现误判。

此外，PET/CT 检查也有一些特殊的限制。因核素显像容易受体内葡萄糖水平影响，因此检查前需要禁食 4 ~ 6 小时。对于糖尿病患者而言尤需注意，检查前应尽量控制血糖平稳，以免影响检查结果。

总体而言，简便效廉、副作用少，是选择乳腺癌筛查项目的基本原则。检查要用得其所，才能发挥更好的效果，合适的才是最好的。用 PET/CT 这把牛刀来做筛查，应该慎之又慎。尤其是其他检查项目能替代的时候，更加没有必要盲目追求。乳腺磁共振成像检查虽然价格也相对较高，但对于高危人群筛查和隐匿病灶的诊断具有特殊价值，若钼靶摄影联合超声检查仍不能明确病情，应在专科医生指导下选择乳腺 MRI 作为进一步检查手段。

（宋雪　文灼彬　司徒红林）

第二节

彩超、钼靶摄影哪个更准？是时候破解这个高频伪命题了

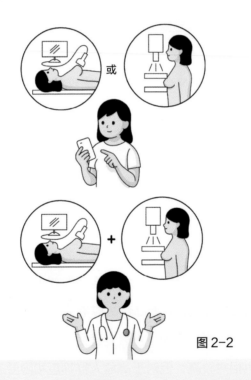

图 2-2

"彩超是乳房的听诊器，钼靶摄影是乳房的叩诊锤，一对相辅相成的黄金搭档。"

林毅

乳腺科医生经常遇到患者这样的问题："做彩超还是做钼靶摄影？"

为什么要选择呢？可以两个都做啊。

乳腺超声检查和乳房钼靶X射线摄影（俗称乳腺钼靶）都是重要的检查手段。首先必须说明的是，每种检查各有其优缺点及各自适宜人群，不是所有人都要做全，也不一定要挑着某一种"更准确"的检查来做。

超声检查： 分辨率高，对乳腺内的肿物无论是囊性或实性都能分辨清楚，可以帮助进行疾病诊断。

* 优点：操作简便，无辐射，短期内可多次反复进行，几乎适用于所有乳腺检查的人群，包括哺乳期女性及孕妇；尤其对于致密型乳腺，可作为钼靶摄影筛查的一种补充。

* 缺点：超声检查对于无肿块型乳腺癌难以分辨，对钙化灶的识别有限，因此难以检查出一些以钙化灶为主要表现的早期乳腺癌；对操作者的技术要求更高；难以行动态图像的回顾性对比分析。

钼靶摄影： 在检出钙化灶方面，有着无可替代的优势，这和它的成像原理是X射线有关。当然，这也意味着钼靶摄影会带来一点点辐射。

* 优点：分辨钙化灶的金牌选手，尤其是泥沙样、针尖样呈簇状分布的钙化灶；可提高早期乳腺癌的检出率和降低死亡率。

* 缺点：致密型乳腺（年轻人常见）显示不清；低剂量辐射。

◈ 为什么两个检查都要做

若仅以彩超筛查，不同技术水平下，乳腺癌检出率参差不齐。因为与 CT、MRI 等不同，CT、MRI 主要由机器完成图像采集，影像科医生只负责读片；而彩超的图像采集则完全依赖医生进行。如果你做过超声检查，可能就有这样的印象：超声科医生一边手握着超声探头在体表游走，一边眼睛紧紧盯着屏幕，时不时还要停下来给探头加点耦合剂。整个过程要求医生手眼高度协调，并且对探头位置了如指掌。超声检查过程，同时也是医生对病情的分析和诊断过程。这一过程由检查医生现场完成，因此超声检查的结果受医生经验、技术水平和检查细致程度的影响很大。

2008 年，北京曾在全市范围内开展两癌筛查。筛查前曾广泛征询专家意见，专家建议采用钼靶摄影与彩超相结合的方法。但当时考虑到经济和服务能力等原因，只采用了彩超进行筛查。最后结果显示，每 10 万名参加筛查的女性中，大约发现乳腺癌患者 45 名，明显低于当年北京市乳腺癌发病率。与此同时，同样是以彩超作为筛查手段，与其他区县由基层医疗机构医生进行筛查不同，北京市延庆区的筛查全部由乳腺专业外科医生进行，结果延庆区的检出率超过北京市平均水平的 3 倍。由此可见，如果单纯使用彩超进行筛查，对检查医生的专业技术要求相对较高。

可能有人会想：那我到大医院的乳腺专科做彩超检查，不就可以不做钼靶摄影了？

这样也许可以解决彩超的准确性问题，但每一项检查都有其绕不开的局限性。就像一把直尺的尺度再精确，若要用它来量角度也是"强尺所难"。彩超虽然对乳房肿块的囊实性判断比较准确，但有一些早期的原位癌仅表现为乳房微小钙化，而这正是彩超的盲区。此时就需要配合钼靶摄影，方能查漏补缺，明辨病灶真实全貌。

早在 20 世纪 70 年代，美国就曾进行一次乳腺癌普查研究，结果发现，有 42% 的早期乳腺癌是完全依赖钼靶摄影诊断出来的。鉴于钼靶摄影的有效性，美国国立卫生研究院从 1997 年开始，建议 40 岁以上女性每 1 ~ 2 年接受一次钼靶摄影，以便更早发现乳腺癌。

既然如此，只做钼靶摄影，不做彩超行不行？

同样，受检查技术的限制，钼靶摄影时会在胶片上呈现乳腺组织的重叠影。就像要在一个混乱的队伍中一眼发现敌对间谍，是有难度的，不排除会出现漏诊。美国放射学会影像网络一项研究显示，钼靶摄影漏诊的乳腺癌多为浸润性癌，正好超声检查对这部分浸润癌特别敏感；超声检查漏诊的大部分是仅表现为钙化的原位癌，而钼靶摄影则对这些钙化显示得特别清楚。那些不可触及的深在或微小肿瘤，绝大多数都可以被细致的超声检查捕捉到。此外，彩超可对腋窝、锁骨上下区和有可能出现隐匿性乳腺癌转移的其他部位进行多角度的检查，还可以通过分析病灶的血流情况，对病灶的性质进行更加准确的判断。"横看成岭侧成峰，远近高低各不同"，可见彩超和钼靶摄影两者的关系是互相弥补、相辅相成的。

当然，也有一些情况只采用其中一种检查即可。比如年轻的、不属于高风险人群的女性，可以只采用彩超进行检查。一方面，这部分女性患癌风险相对较低；另一方面，亚裔年轻女性乳房腺体比较致密，X 射线照射下呈现白蒙蒙的一片，影响结果判断。

❀ 钼靶摄影辐射有几何

从 1913 年 X 射线开始被用于乳腺检查以来，时间已经走过了一个多世纪。但时至今日，不少女性朋友仍对钼靶摄影有所顾虑，其中一个重要原因是担心检查带来的辐射，毕竟 X 射线放出来就收不回去了。

辐射确实是有的，但所有撇开剂量谈辐射都是不科学的。你知道钼靶摄影的辐射到底是什么水平吗？

依据国际原子能机构《国际辐射防护和辐射源安全基本安全标准》和我国《电离辐射防护与辐射源安全基本标准》，平均每次钼靶摄影 X 射线照射应控制在 3.0mGy 以内。而在实际应用中，由于影响钼靶摄影照射剂量的因素有很多，包括靶面/滤过组合、受检者腺体密度、体质量指数、压迫厚度等，因此钼靶摄影照射剂量有所不同。多项研究表明，钼靶摄影的实际照射剂量在 1.3～2.0mGy。

Gy 是描述辐射吸收剂量的国际标准单位，1Gy=1 000mGy。那么钼靶摄影的≤ 3.0mGy 相当于什么水平呢？可以做一个横向对比（表 2-1）。

表 2-1　成年受检者 X 射线检查剂量指导水平

检查项目	乳腺钼靶摄影	骨盆正位	腰椎侧位	头颅 CT
剂量 /mGy	3	10	30	50

由此可见，钼靶摄影的辐射剂量相对较小。40 岁以上女性 1～2 年检查一次，对人体健康的影响更是微乎其微。钼靶摄影能够发现早期乳腺癌从而降低患者的死亡风险，其获益比 X 射线对人体的潜在的危害更为重要，利大于弊。林毅教授建议适龄女性应该在医生指导下定期接受合理的钼靶摄影和彩超检查，两害相权取其轻，不要"谈辐色变"，错过了合适的筛查时机，以致耽误病情，就得不偿失了。

（宋雪　文灼彬　司徒红林）

第三节
异常乳头溢液不可忽视，
一经发现要"立案侦查"

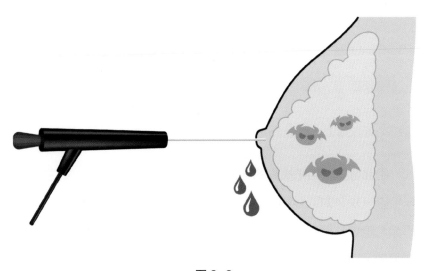

图2-3

"乳头溢液的原因既有生理性的也有病理性的，尤当注意血性溢液，首筛肿瘤。"

林毅

乳头溢液是乳腺科患者就诊的常见原因之一。有的是发现内衣有黄色或褐色的污渍，有的是自己挤压到乳头发现有液体流出来。这种乳头出水的现象，称为乳头溢液。

　　乳头溢液究竟是正常现象还是乳腺疾病的预警信号？首先让我们来认识一下乳头溢液。

　　乳头溢液可分为生理性溢液和病理性溢液。生理性溢液指妊娠和哺乳期的泌乳现象，溢液颜色多为白色乳汁样，通常会随着哺乳期的结束而消失。有些妈妈即使停止哺乳一段时间也可能还有乳汁，不用过于紧张。此外，口服避孕药或抗抑郁药也可能会引起少量溢液。临床上一般不做特殊的干预治疗。

　　我们需要重视的是病理性溢液，主要表现为橙黄色、血性溢液等，特别是血性溢液更应警惕。有一些乳头溢液表现为咖啡色、褐色，也是混杂着血液成分的表现。这类溢液一经发现，就要"立案侦查"，以下跟随我们的破案思路来明察秋毫吧。

侦查"容貌特征"——察"颜"观"色"

　　1. 透明状清水样。

　　2. 黄色或绿色浆液性。

　　3. 乳汁样。

4. 血性。

乳头溢液的颜色是临床医生判断疾病的重要证据,比如乳腺增生性病变、导管扩张症等患者的乳头溢液常常为透明、淡黄色或者绿色;生理性溢液表现为乳汁样;肿瘤性的病变比如导管内乳头状瘤或者乳腺癌等患者的乳头溢液以血性溢液为主,少部分为橙黄色(图2-4)。

此外,乳房局部病变导致的乳头溢液,常常表现为单侧乳房、单孔溢液;而内分泌紊乱、药物治疗等全身因素相关的乳头溢液,常为双侧乳房、多孔溢液。

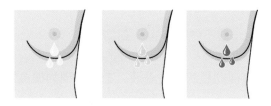

图 2-4　乳头溢液

了解"作案动机"——分析病因

导致乳头溢液的病因有很多,包括以下方面。

1. 良性乳腺疾病　乳腺导管扩张症、乳腺增生、各类乳腺管炎症、导管内乳头状瘤等。

2. 恶性乳腺疾病　乳腺癌等。

3. 全身性疾病　下丘脑垂体疾病,如垂体肿瘤、原发性甲状腺功能减退、库欣综合征等；胸壁损伤；口服药物如避孕药、抗抑郁药和抗精神病药等。

正是因为引发乳头溢液的病因太多了，几乎囊括大部分乳腺疾病，其中包括恶性肿瘤，甚至还有不少乳房以外的疾病。因此，当出现乳头溢液时，不仅需要详细询问病史，往往还需要通过一系列检查明确诊断。

◎ 及时"收集证据"——完善检查

乳头溢液的病因鉴别需要进行相关的辅助检查，比如乳腺彩超，不仅可发现扩张的导管，有时还可发现比较小的导管内乳头状瘤；钼靶摄影可在有些患者中发现扩张导管及一些隐匿性病灶，导管造影能较准确地显示导管内的占位性病灶。除此之外，还有一个精准的检查叫作乳腺导管内窥镜，即乳腺导管镜检查（图 2-5）。其原理类似于胃镜，就是把一条超细纤维内镜探入乳腺导管检查，镜下能够清晰地看到导管内有无炎症或肿瘤占位，同时可以直接观察乳管病变的大小、颜色、形态和在导管中的具体位置，临床医生进行体表投影标记。因此，大大提高了乳头溢液的病因学诊断准确率。

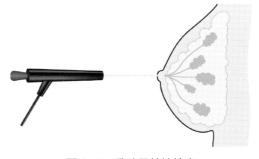

图 2-5　乳腺导管镜检查

❀ "捉拿归案"——如何治疗

生理性的乳头溢液不需要特别处理。因此，所谓的"残乳"是不需要人为排出的。女性停止哺乳后，储存在乳管内的乳汁会逐渐被人体重新吸收。其中首先被吸收的是水分，所以"残乳"的性状比哺乳期乳汁稠厚许多，甚至有点像膏状、粉刺样。随着时间的推移，乳管内的物质会逐渐被吸收完全。若在断奶后手法揉按排残乳，不仅可能损伤乳腺导管，而且会反馈性刺激大脑分泌催乳素，反而可能导致乳房分泌更多液体。

至于病理性溢液，主要针对病因进行治疗。如对于垂体催乳素腺瘤，可以采用药物、必要时手术等手段进行治疗。由口服药物导致的，如口服避孕药，应在医生指导下决定是否更换药物或停药。对于乳腺疾病导致的，如果考虑是导管内乳头状瘤、乳腺癌等，需要采用手术等治疗手段。

通过上述一系列"审讯"，朋友们再发现乳头溢液的时候大可不必惊慌失色了。生理性溢液一般可采取观察的方法，必要时进行保守治疗；病理性溢液则需要进行临床进一步检查。大多数病理性溢液为良性病变，但是血性溢液必须高度警惕，应及时就诊。平时生活中尽量减少避孕药的使用，注意乳房清洁卫生，佩戴浅色的棉质内衬文胸，一旦出现溢液能够及早发现。

（宋雪　司徒红林）

第四节
《指南》显示女性自检意义不大?

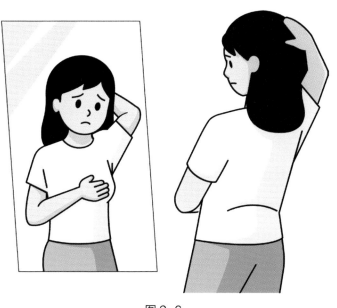

图 2-6

　　"自己没有摸到肿块≠没有肿块,自己摸到肿块≠真的有肿块;医生手检是'初级法院',影像学检查是'中级法院',病理学诊断是'高级法院'。"

林毅

网络上随处可见的乳房自检方法，其实在美国多项医学指南中并不推荐。

不只在美国，《中国抗癌协会乳腺癌诊治指南与规范》也指出："乳腺自我检查不能提高乳腺癌早期诊断的检出率和降低死亡率。"这几乎是在说：自检做了也白做。

但既然乳房自检不能获益，为什么许多医生还在不遗余力地推广呢？

自检这么方便、快捷还不花钱的方法，为什么美国的指南不推荐患者做呢？

本节为你解读——乳房自检那些事。

❀ 欧美国家不推荐乳房自检

其实乳房自检最开始还是源起于欧美国家。大约在 19 世纪 50 年代，欧洲、北美和澳大利亚相继推出支持和鼓励女性进行乳房自检的计划，并得到广泛推广。

但随后，越来越多的研究对乳房自检发起了挑战。其中以 20 世纪 80 年代末在我国上海开展、由中美学者共同完成的一项研究尤为引人关注。

这项研究观察了超过 26 万名女性。教会一半人行乳房自检的方法，让她们每个月进行自检，并且定期对她们进行自检手法指导；另一半则不用自检。这项研究一直持续到 2000 年，在长达十多年的观察中发现，定期规范自检并不能降低乳腺癌相关死亡风险，但却大大增加了乳腺良性病变的发现率和活检率。

这其实不难理解，虽然女性学会了自检手法，但肿物性质的判断是高度依赖医生专业经验的，加上自我体格检查准确度十分有限，女性朋友自检往往难以发现早期的乳腺癌，因此对于乳腺癌的预后并没有什么帮助。在自检过程中，更多的是摸到各种增生、结节、纤维瘤等良性病变。有时候医生也不放心，结合患者意愿干脆做活检或者手术切除，由此导致乳房自检的女性手术和活检率接近不自检者的 2 倍。

由此带来的反复检查不仅可能引发一些不必要的焦虑，增加经济负担；更有一些女性可能由于反复多次检查为良性，降低对乳房异常的警觉性。因此，乳房自检在近些年逐渐式微了。

❀ 自检的价值有几何

在实际操作中，不只在我国，包括在欧美一些国家，仍有许多医生不排斥，或者仍会推荐女性定期进行乳房自检。

这是因为，对于欧美发达国家而言，自检的目的已不再是筛查乳腺癌，而是借此树立女性的乳房健康意识，让她们对正常乳腺的特征有足够了解，这有利于及时、准确地发现乳房的异常变化。

在我国，还有一个原因就是医疗水平的地区差异较大以及乳腺癌筛查尚未普及。在美国，40岁以上女性乳腺癌筛查超过75%；而我国，这个比例仅为22%。因此在目前的时代背景下，乳房自检仍然有存在的价值。

读到这里，如果你生活在城镇中，获取乳腺筛查相对便利，并且能做到适龄定期接受乳腺癌筛查的话，就可以忽略下面的内容了。

而如果你生活在相对偏远的地区，去一趟医院很不容易，或者即便生活在大城市，但不愿意接受乳腺癌筛查，学习自我检查仍然有必要。这可以提高乳房健康意识，并提醒你，发现问题及时到医院进行检查。

但请谨记，乳房自检不能取代医生的体格检查和影像学检查。在有条件的情况下，适龄接受乳腺癌筛查是十分必要的。

❀ 乳房自检怎么做

记住3W原则，自我检查很轻松。

什么时间（when）检查? 建议成年女性每次月经来潮后的7~14天进行。因为这个时期的乳房最松软，生理性乳腺肿胀消退最完全，易于触诊。

在哪里（where）检查？ 没有比浴室更方便的环境了，面对镜子站立进行自检。

检查什么（what）？ 视诊（看）+ 触诊（摸）。怎么做到面面俱到而不漏诊呢？我们以乳头为中心，水平、垂直各画一条线，将乳房分成 4 个象限（图 2-7）。

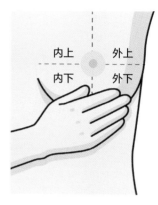

图 2-7　乳房象限划分

"看"就是观察乳房的大小、外形是否对称，乳头有无回缩，乳房皮肤有无湿疹、溃疡、乳头糜烂等。"看"的动作似乎很简单，但要注意几个窍门：首先面朝镜子，双手叉腰或者放到臀部，这样可以更充分暴露胸部。静态观察后，双手交叉举过头顶，像做一个伸懒腰的动作。上举的过程中注意观察，因为这时会牵拉胸部组织，一些肿块或者皮肤和乳头改变可能会显示出来。

"摸"就是触摸乳房的各个位置，判断有没有肿块。检查时可以坐位或站立位，最好是躺在床上的卧位，这时候乳房组织会平摊开来，变得更薄，更容易触摸到异常情况。注意，检查手法太重要了，一定要四指并拢，掌指关节略弯曲，将末节指腹（不是指尖）平放在乳房上，在 4 个象限触摸有无肿块，最后别忘了用拇指和示指挤压乳头判断是否有乳头溢液以及腋窝是否有肿块（图 2-8）。

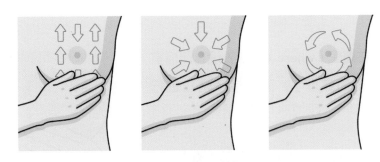

图 2-8 乳房体格检查手法

有时候会遇到有的女性慌慌张张地来到乳腺门诊，原因是自己发现好大一个"肿块"，吓坏了，赶紧来找医生。专科医生肯定少不了问她：您是怎么检查出来的呢？她们展现的往往是错误的手法——抓捏手法！抓捏乳房其实抓到的是乳房正常的腺体结构，尤其是青年女性腺体致密，简直是"又大又硬的肿块"。用错误的检查手法，把自己吓了一跳不说，还有可能会遗漏真正的乳房肿物。

如果在自我检查的时候发现乳房皮肤异常、乳头改变、乳房肿块以及乳头溢液等，须及时到医院就诊，由专科医生检查决策。对于有筛查条件的女性，我们建议定期接受专科医生评估，依据年龄、家族史、遗传基因等因素制订个性化筛查计划。

（宋雪 司徒红林）

第五节

不怕痛，就怕不痛——带你识别乳腺癌的症状

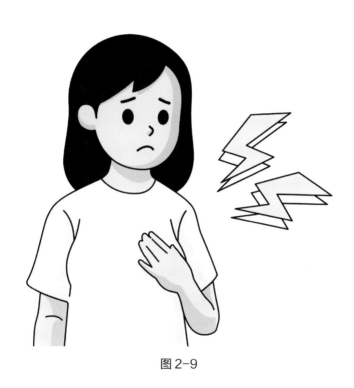

图 2-9

"早期乳腺癌不痛，晚期才痛；疼痛的肿块不可怕，不痛的肿块更应当心。"

　　　　　　　　　　　　　　　　　　　　　　　林毅

你有过乳房疼痛的经历吗？痛起来的时候，你会不会想到乳房有什么问题呢？比如乳腺癌？如果你曾经这么担心过，那么恭喜你，还有很多人跟你想的一样。这也是许多乳腺科患者就诊的主要原因。

这种担心是无国界的，我们在担心，别人往往也在担心。

在英国，曾有一项研究发现，单纯因乳房疼痛而就诊的患者，最终确定为乳腺癌的比例只有 0.4%。这听起来还是有一点点概率的，是吗？

但是假如你什么症状都没有，就像普通人一样去体检中心做个体检，也有 0.8% 的人被发现患乳腺癌。

这几乎是在说：单纯乳房疼痛的女性，得乳腺癌的机会还要更小啊。

当然由于误差等方面的原因，一些相差很小的数据可能没有太大意义。但至少说明单纯乳房疼痛的女性，得乳腺癌的风险不比别人高。而实际上，乳腺癌患者绝大多数情况下，尤其在早期是不会出现疼痛的。

那乳腺癌患者什么时候会痛呢？往往是到乳腺癌晚期的时候，乳房翻花溃烂，或者炎性乳腺癌，才可能比较痛。而如果乳房外观好好的，没有肿块，仅仅只是疼痛，那么极有可能是乳腺增生、炎症等这类良性病变。因此，乳房疼痛与乳腺癌无必然相关性。在乳腺科医生心目中，往往不怕你痛，就怕你不痛。但需要注意的是，如 40 岁以上女性出现非周期性乳房疼痛，尤其是合并局限性肿块，仍需要进行相应的影像学检查，排除乳腺癌可能。

疼痛不是乳腺癌，出现哪些症状要警惕乳腺癌

虽然乳房疼痛跟乳腺癌几乎没啥关系，但乳腺癌也有自己独有的症状。平时注意观察，如果捕捉到这些症状，要及时向你的医生反馈哟。

1. **乳房肿块**　不少乳腺癌的患者都是因为无意中发现乳房肿块而确诊的。作为乳腺癌最常见的症状，其特点是"无痛性肿块"，这些肿块被发现时往往跟周围组织粘连在一起，所以不仅质地坚硬，而且摸起来表面较粗糙，似乎没有明确的边界。如果把肿块往旁边轻轻推一下，可以发现这类肿块不大愿意挪窝，推不动的感觉。这些判断的依据说起来简单，检查起来却很考验经验和手法。所以如果摸到乳房肿块，应该尽早就诊，越早诊断越有利于治疗和康复。

2. **乳头溢液**　第三节中对乳头溢液做了详细的"探案"，大家应该对"血性"溢液特别有印象了。乳腺癌引起的乳头溢液多数表现为：单侧乳房的血性溢液。这往往是肿瘤侵犯到乳管引起的。这些溢血既可以是鲜红色，也可以是暗红色或者咖啡色的。而且由于病灶比较局限，往往只从一个乳孔里溢出。

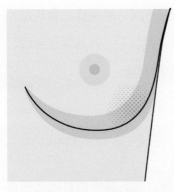

图 2-10　橘皮征

3. 皮肤改变：橘皮征、酒窝征和皮肤溃疡　如果肿瘤阻塞乳房皮下淋巴管，引起淋巴回流障碍，皮肤呈现水肿，看起来像橘子皮样改变，称为橘皮征（图 2-10）；当肿瘤侵犯了乳房悬韧带，韧带收缩会把乳房局部皮肤往里面拉，这部分乳房皮肤就出现内陷，呈现出像脸部酒窝一样的凹陷。当肿瘤不断增大到侵犯皮肤，还会形成皮肤表面的溃疡。如果乳房出现上述症状，请立即前往医院检查。

4. 乳头改变　乳腺癌发生在乳头后方或者周围的时候，肿瘤如果侵犯了乳头乳晕下方的组织，这些组织会牵拉乳头，可能会使乳头凹陷或者向其他方向移位。有一些女性乳头天生就是凹陷的，可以观察乳头凹陷的程度是否加重，因为乳腺癌引起的乳头凹陷可能会越来越严重。如果发现不明原因的乳头凹陷或乳头偏斜，请及时就医（图 2-11）。

5. 腋下肿物　如果摸到腋窝肿物，质地偏硬而且按起来不痛，应该提高警惕。因为有一类特殊类型的乳腺癌，首发症状就是以腋窝淋巴结肿大为表现的，而乳房检查并没有发现异常病灶，医学上称之为隐匿性乳腺癌。当然，大部分摸到的肿大淋巴结可能

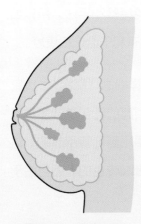

图 2-11　乳头内陷

是良性的，比如淋巴结反应性增大，但往往需要进行相关检查才能明确诊断。

6. 特殊类型的乳腺癌表现　如乳头皮肤瘙痒、脱屑。有一种特殊类型的乳腺癌，叫作乳头乳晕湿疹样癌（又称佩吉特病），表现为乳头乳晕区反复湿疹、脱屑、结痂和渗液（图2-12）。这是18世纪一位叫James Paget的医生首先报告的，因此就取其姓氏来命名。

乳头乳晕湿疹样癌相当少见，多发于中老年人，与其他类型乳腺癌高发年龄相仿。由于临床表现与湿疹很相似，容易被误诊为湿疹，往往需要通过病理活检明确诊断。

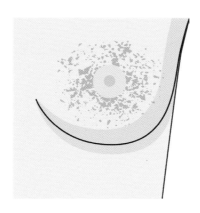

图2-12　乳房湿疹样改变

乳房红肿热痛：这种看起来很像乳腺炎的乳腺癌，称为炎性乳腺癌（图2-13）。这是一种相当少见的乳腺癌，由于看上去非常像乳腺炎，不少老年患者可能还会觉得莫名其妙，纳闷没有生小孩怎么会得乳腺炎？然而这却是一种预后相当差的乳腺癌。而且由于长

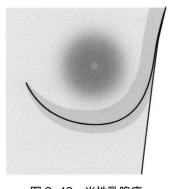

图 2-13　炎性乳腺癌

得像炎症，容易误诊误治，使患者预后更加差了。但还是有一些方法可以鉴别，比如炎性乳腺癌患者通常没有发烧等全身症状；局部虽然有点痛，但不像乳腺炎那么明显，等等。因此，如果有这类表现，就要赶紧到医院看啦。

　　以上这些乳腺癌的特征表现，有一些可能是女性朋友日常生活中容易被忽略的。然而不少女性最关心的乳房疼痛，并不是乳腺癌的主要症状，这就是医生常说"不怕痛，就怕不痛"。乳腺癌通常表现为无痛性肿块以及乳房局部皮肤改变、乳头改变等，可伴有腋窝淋巴结肿大，特殊的乳腺癌还具有特别的征象。如果发现任何异常，早点到医院就诊总是不会错的。

（宋雪　司徒红林）

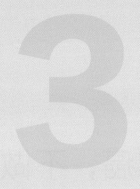

第三章

治疗篇

第一节
得了乳腺癌，不做手术、放化疗，只吃中药可以吗

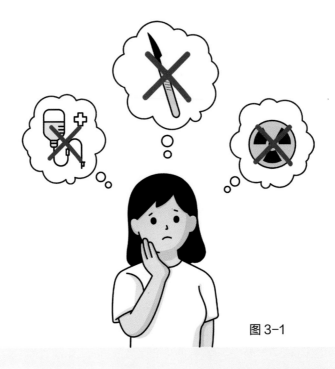

图 3-1

　　"西医很强大，中医很伟大，中西医融合优势互补是最佳的医学模式，达到 1+1 > 2 的治疗效应。中医药可延伸生命的长度，拓展生命的宽度，不仅仅要活着，还要活得更好。"

林毅

只吃中药可以吗？

这是许多求助于中医的乳腺癌患者常提出的问题。

确实，现代医学的手术、放化疗等治疗方案，让患者获益的同时，由于有不同程度的副作用，会让一部分患者望而却步，希望用中医药的方法作为替代治疗。

问题很简单，但回答起来却挺复杂，很难简单地说可以或者不可以。

让中医评价西医，或者让西医评价中医，往往容易有所偏颇，也容易引起争议。但在乳腺癌综合治疗中，却又缺一不可，仿佛一对欢喜冤家，所以我们不妨拉出来遛一遛。

先看看古代中医是怎么说的。

古代中医最好的结果：十救三四

中医古籍中早就有关于乳腺癌的记载，称之作"乳岩"。关于乳腺癌的记载，尤其是晚期乳腺癌，与现代对乳腺癌的认识基本一致。比如古代已观察到，母胎单身的女性发病率更高，表现为乳房无痛性肿块，晚期容易翻花破溃，预后恶劣，等等。

而对于这样一种病症，古代中医几乎束手无策。

被誉为"清代医学教科书"的《医宗金鉴·乳岩》提到："根肿愈坚，斯时五脏俱衰，即成败证，百无一救。"而被誉为外科正宗派鼻祖的陈实功也说："五脏俱衰，四大不救，名曰乳岩。凡犯此者，百人百死。"其中最好的结果，可能是《外科全生集·乳岩》中所说的："十人之中，可救三四。"而且由于古代缺乏病理诊断作为确诊的金标准，这十救三四里面有多少是真正的乳腺癌尚且存疑。但不管怎么说，这可能是古代中医治疗乳腺癌的最好结果了。

实际上，许多古代中医学家提出的方案，是以姑息治疗为主。如陈实功指出："如此症知觉若早……患者再加清心静养、无挂无碍，服药调理只可苟延岁月。"即便是对于早发现的患者，细细调治，再配合患者荡涤身心，也仅能苟延岁月。

因此总体而言，虽然中医对于乳腺癌的救治悠久历史，但至少在古代，中医治疗乳腺癌的效果是欠佳的。

❀ 不做手术、放化疗，行不行

"听说乳腺癌不能做手术、放疗、化疗，不然死得更快。"这几乎是所有抗拒手术、放化疗患者一致的说法。

这种说法或许有一定缘由。在现代医学刚刚传入中国时，手术技术、病理诊断尚未成熟，乳腺癌手术一度是被人诟病的。原因在于医生在开展手术前，往往不知道肿瘤是否已经发生转移，甚至手术中并不确定病灶是否切干净，加上缺乏全身治疗手段，术后发生复发、转移的特别多。1924 年，梁启超夫人李蕙仙罹患乳腺癌去世后，梁启超先生就写道："乳癌，诸病中最酷毒者。全世界医家迄今未得其病因及救治法，惟恃割治，割必复发，发至不能割，则束手焉。夫人自得病以来，割既两度。今春再发，蔓及项肋之际，与血管相接，割无所施。"梁夫人两次手术依然复发，而且提到了当时的治疗方案：切到不能再切，就没有办法了。

但今时早已不同往日。尽管可追溯的历史不长，但得益于循证医学和自然科学的进步，现代医学治疗乳腺癌的方法得到了快速发展。近年来，在我国一些乳腺中心，早期乳腺癌五年无病生存率超过 90%，十年无病生存率超过 80%。随着研究日新月异，即便是恶性程度更高、更易复发转移的三阴性乳腺癌，如果能早期诊断治疗，五年无病生存率也能接近 90%，这比起古代"十救三四"是不是好多了？

手术、放疗、化疗是现代医学治疗乳腺癌的三板斧。尤其是手术，堪称现代医学治疗早期乳腺癌的基石。现代医学放疗、化疗尚未出现之时，甚至消毒和麻醉技术尚未完善的时候，手术切除就已在乳腺癌治疗中占据核心地位，直到现在也没有改变。

当然也有一部分患者不一定要做手术。比如高龄、基础疾病多、一般情况差、预期寿命短的乳腺癌患者，由于手术风险较大、获益不高，激素受体阳性者可予单纯的内分泌治疗，可能也是合理的选择。

那预期寿命多少才算短呢？

2018 年国内专家共识给出了 2 年的时间线。也就是说，对全身情况不良、预期寿命少于 2 年的患者可以考虑不做手术。但其本质不是说"不做手术也行"，而是"做不做手术都差不多"。

因此，目前对于早期乳腺癌患者，如有手术机会，仍然应尽量争取手术。

至于放疗和化疗，确实不是全部患者都要做的。得益于现代多基因检测工具的发展，对部分复发转移风险较低的患者是可以不进行放化疗的。而且随着研究的进步，对于放化疗人群的选择将更加精准化。

❀ 现代中医的进击：开辟第二战场

也许你觉得，既然西医治疗效果这么好，那全用西医不就得了？

但转念一想，是不是跟我们淳朴的直觉相违背了呢？

应认识到的是，古代中医治疗乳腺癌主要是针对实体肿瘤的。当时由于诊断手段不发达、人们健康意识淡薄、女性对于乳房疾病羞于启齿等因素，就诊时往往肿瘤已经广泛浸润，甚至翻花溃烂、到处转移了。相比之下，随着现代诊断技术进步、人们保健意识增强、两癌筛查等健康政策实施，如今往往能早期发现乳腺癌。因此古代中医与现代西医实际面对的病程阶段是不一样的。

虽然在古代，中医并未发挥出治疗乳腺癌的最大优势，但得益于现代医学技术针对性清除肿瘤的作用，中医介入乳腺癌的时间已发生了变化。基于以人为本、整体调治的理念，中医治疗在减轻现代医学治疗毒副作用、提高疗效、改善生活质量、预防复发转移协同作用方面发挥了独特的疗效。就好比西医的"飞机大炮"把敌人轰炸一番了，再派出中医的"特种部队"清理战场。

这不只是喊喊口号而已，试想一下，假如患者做完手术，出现头晕乏力、口燥咽干、汗出不止、腹胀纳呆、排便无力等不适，西医可能没有太好的方法。但中医会告诉你这是术后气血亏虚、脾胃不和所致，辨证用益气养血、健脾和胃之法，可明显改善诸症，促进康复。

放化疗也是同样的道理。即便在综合治疗中副作用较小的内分泌治疗阶段，中医药的减毒增效作用也不可或缺。如他莫昔芬，是一种抗雌激素药物，用于激素受体阳性的乳腺癌。但他莫昔芬同时也是世界卫生组织公布的致癌物清单中的一类致癌物，长期服用除了增加患者血栓形成风险、出现更年期潮热汗出等以外，还会增加子宫内膜癌的风险。不少患者难以坚持全程治疗。

但如果加上中药，结果可能就不一样。2014 年在中国台湾进行的一项研究，观察了 2 万多名使用他莫昔芬的乳腺癌患者，发现比起不吃中药的患者，吃中药的患者子宫内膜癌发生率要低接近一半！

乳腺癌是一种全身疾病。虽然表现在乳腺局部，但背后是全身的免疫、炎症、细胞突变等因素共同作用的结果。整体辨证、平衡调治是中医药的特色和优势，这也正是国医大师林毅教授提出的"调节人体内环境防治乳腺癌复发转移"的理论基础。

中医药历经数千年，至今仍保持强大的生命力，最核心的就是她的疗效。即便在医疗科技高度发达的今天，在非典型性肺炎、新型冠状病毒感染等突发情况下，中医药也彰显着其独特优势和价值，发挥着重要作用。林毅教授常说，对待中医，要摆正两个态度。

第一，可以不了解中医，但不要排斥中医。

第二，中医很伟大，但不能神话中医。

中医西医各有优势，是两种不同的医学体系，因此，面对乳腺癌，不仅要用好西医，更要用好中医，把两种医学的优势整合起来，发挥最佳的治疗效果，才能使患者的获益更大化。

（文灼彬　司徒红林）

第二节
真相，说，还是不说

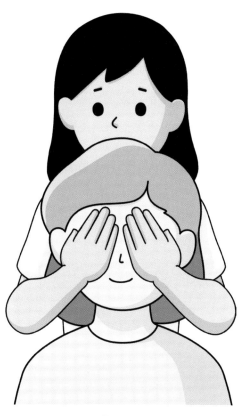

图 3-2

说，还是不说，这确实是个问题。

提到癌症，不少人都会心里咯噔一下，联想到手术和放化疗的损害、不易逆转的虚弱、被"判刑"的悲伤等。这一系列现实问题不可避免地使患者产生强烈的心理不适反应，进一步又会不同程度地影响机体抗病能力，不利于疾病康复。

为避免这些负面心理反应对患者的影响，不少家属提出希望医生对患者病情保密，认为"肿瘤患者都是吓死的""她精神很脆弱，无法承受这样的打击"。出于对家属的尊重以及部分患者的实际情况，医生在一段时间或一定程度上对这类要求一般会予以配合。

可是，这种对患者隐瞒病情的方式真的好吗？

首先，能否如愿保密是一个问题。在肿瘤综合治疗中，大多需要经历手术、放疗、化疗等一系列过程。这些治疗手段在方式、地点、时间和不良反应等方面与一般疾病相比具有明显的区别。加上有些患者往往对相关细节的信息非常敏感，可能通过各种信息渠道、直接或间接地获取部分真相。尤其是具有一定文化素养的患者更加容易获悉真相。一旦患者察觉后，往往会认为病情可能非常严重以至于被大家瞒着，进而产生被欺骗、更加不安甚至绝望等情绪，造成与原来意愿相反的结果。

其次，保密措施可能削弱综合治疗的依从性。许多肿瘤患者需要接受手术、放疗、化疗等综合治疗，这些治疗势必对机体产生不同程度的损害。患者在不了解自身病情的情形下，更容易出现怀疑、猜忌和抗拒，无形中增加了患者的心理负担，难以理解或配合相关治疗。在一些情况下，家属为了达到更好的保密效果，可能选择放弃放疗、化疗等，使患者未能接受规范的治疗方案，增加复发转移的风险。而准确获知自己病情的患者，往往可以获得更好的预后，一项在我国开展的为期 18 年的研究验证了这一点。这项研究纳入近 3 万名肺癌患者，结果显示，比起被隐瞒病情的肺癌患者，被告知病情的患者生存期是他们的 2 倍有余。

最后，后续的医疗决策可能并非患者最想要的。虽然是善意的隐瞒，但是保密意味着将患者的选择权利转移到家属手中，有时候并不能完全代表患者个人的意愿。在现实生活中，其实不少患者比家人想象中的坚强，他们有强烈的求生欲，愿意忍受阶段性的痛苦，积极配合治疗。

葛文德在《最好的告别》中提到了一个故事：加州大学伯克利分校荣誉教授布洛克在 70 岁时因脊髓肿瘤，需要进行一次风险相当高的手术。术前他安排了他的女儿苏珊作为他的医疗决策者。苏珊是姑息护理领域的专家，她问父亲为了博取活命的机会，他愿意承受多大的痛苦。

布洛克说："如果我能够吃巧克力冰激凌、看电视足球转播，那我就愿意活着。如果能有这样的机会，我愿意吃很多苦。"苏珊完全没想到会是这样的答案。在她心目中，作为荣誉教授的父亲本应把生活质量和尊严看得极高，她甚至不知道父亲还看足球比赛。

这次手术出现了并发症，为了挽救布洛克的生命，必须再次手术，而且即便手术成功，也有可能终身瘫痪。如果没有之前的谈话，苏珊可能就希望免除父亲的痛苦，拒绝手术了。但因为有了与父亲的坦诚交谈，苏珊知道只要手术能让父亲吃冰激凌、看电视，她便无须犹豫。

术后，布洛克教授生活需要人照料，但心智完好无损，他又活了10年，吃了很多冰激凌，看了很多足球比赛。

那么，应该如何告诉患者病情呢？

这就需要技巧了。

首先，应避免"判决式"的告知。应避免使用比如"能生存 XX时间"之类的言语。这类话不仅依据不足，而且对缓解病情毫无帮助，只会徒增患者的焦虑。

其次，可结合患者心理状况，循序渐进地传递信息。不少癌症患者可能都有这种感觉：得知病情后处于一种"懵圈"的状态，并在较长一段时间内对外界信息处理能力下降。因为肿瘤这一负面信息突然袭来，往往会引发对死亡、痛苦、家人、金钱等一系列问题的巨大焦虑和恐惧。为此，可以逐渐提供关于诊断和治疗的信息，为患者心理接受提供时间，同时通过关怀、安慰、鼓励等方式调解负性情绪，使患者更容易面对病情和治疗。

另外，注意保护患者的期待。通过分享同类患者的康复病例，树立战胜疾病的信心和勇气。同时解释清楚不同患者预后可能不同，为患者提供必要的期待保护。

最后，通过中医药疏肝健脾、宁心安神以及"话疗"等方法，有效改善患者恐惧、焦虑等不良情绪和心理状态，帮助患者迈出心理低谷。

（文灼彬　司徒红林）

第三节
切得越大越安全？
保乳是一门艺术

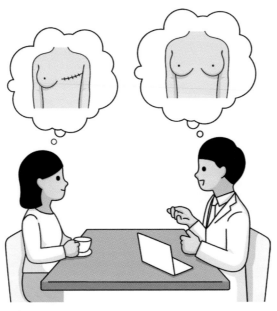

图 3-3

"不论是保乳还是乳房全切，都需要个体化全面考虑，结合患者自身条件、个人意愿以及临床疗效综合决策。"

林毅

近年来随着医疗技术的发展，乳腺癌生存率得到了显著提高。中国临床肿瘤学会的统计显示，中国乳腺癌患者五年生存率已高达83.2%。与此同时，另一个问题也显露出来，乳腺癌外科治疗在挽救患者生命的同时，乳房切除也给患者的生活质量带来了巨大影响。生命与美丽当真不可兼得？

"要命？还是要乳房？"复旦大学于娟博士在《此生未完成》中描述了她跟丈夫关于乳腺切除术的讨论。她问如果需要做手术切掉乳房，是否同意。丈夫马上诧异地说："为啥不同意？割掉！割掉！割掉！"似乎唯恐割得不够彻底。于娟丈夫的选择自然是本能反应，事实上这可能也是大多数人的共同选择。在我国，乳房全切除术占据乳腺癌手术治疗的绝对主导地位，乳腺癌群体中保乳手术比例不到20%。

这是一个什么水平呢？

我们可以做个横向对比：欧美国家乳腺癌保乳率已经达到80%。事实上早在20世纪90年代末，欧美国家保乳率已经超过60%。不过许多亚洲发达国家，如日本、韩国、新加坡等，如今保乳率也就在60%左右。

难道不是切得越大越安全吗？为什么我国乳腺癌保乳率特别低下？为什么亚洲发达国家保乳率也明显低于欧美？是技术水平不够吗？这节讲述保乳手术那些事儿。

❀ 全切"安全第一"

"切得越大越安全"的想法确实是有渊源的。在 19 世纪以前，乳腺癌的手术方式是仅仅将肿瘤病灶切除，但术后大部分患者都出现了肿瘤复发转移，治愈的人大多有点撞大运的成分。

到了 19 世纪，医生们发现乳腺癌手术切得越多越好，而 Halsted 医生将这种理念推向极致。他发明了乳腺癌根治术，这种手术除了切除乳房，连同胸大肌、胸小肌、腋窝淋巴结也不放过。可以想象做完手术以后，胸前基本上就是一个大坑。不过这项乳腺癌根治术式让患者的复发率从 50%～80% 一下子降到 6%，由此得到广泛推广。"切得越大越安全"的理念更加深入人心，并引来了许多虔诚的追随者。有的医生为了把淋巴结切干净，会选择将胸骨锯开。更有甚者，一位叫安东尼奥·普鲁德的医生曾在乳房全切的基础上，把肩关节和上肢都截掉了。但这些极端的术式因为创伤太大，早已被抛弃了。

根治术虽然使肿瘤复发率下降，但副作用也是显而易见的。胸肌切除后，大部分患者的上肢活动受限；广泛的淋巴结清扫让许多患者出现了上肢淋巴水肿。因此，当临床随访的病例证据越来越多，发现切不切胸肌对复发转移影响不大以后，保留胸肌的改良根治术就应运而生了。

应该承认的是，乳房全切除术在特定时代有其必要性，因为在当时几乎不存在乳腺癌筛查的理念和意识。人们从发现肿块到就诊，往往经历了较长的时间，以至于大部分乳腺癌患者就诊时都已经是中晚期。当时的医生，会把一个直径 8cm 的肿瘤形容为"小肿物"，可以想象还有很多更大的肿物，甚至可能占据乳房大部分。因此，更广泛的切除可能是符合当时实际需要的。

不过到了现代，情况有了明显改变。随着乳腺癌筛查的广泛开展和医学的进步，人们得以在乳腺癌早期发现肿瘤。许多病例不仅没有发生淋巴结转移，而且乳房肿物也非常小，综合治疗的手段越来越多，效果也越来越好，这让保留乳房成为可能。

少即是多——保乳也是保命

目前的临床研究结果表明，对于乳腺癌患者，在条件允许的情况下，进行保乳手术联合放疗的治疗方案与乳房全切除术相比，患者在生存率及生活质量方面都有获益。此外，保乳手术的乳房外形明显比全切好多了。因此不难理解，欧美发达国家保乳手术比例明显更高。

在我国，乳腺癌保乳手术还在推广阶段，从 2009 年 9% 的保乳率，逐渐上升到 2018 年的 14.6% ~ 21.9%，已然明显增加。但与欧美国家、日本等发达国家相比，仍有较大的增长空间。

那为什么我国乳腺癌保乳率这么低呢？

这里面有客观因素。首先，我国乳腺癌筛查普及程度和水平仍有待提高，这就导致了不少患者确诊时肿瘤已经相对较大，失去了保乳的机会。此外，黄色人种乳房比起白色人种相对较小，可保乳的空间也相对更小，这也是为什么亚洲发达地区保乳率比欧美低的原因。

此外还有主观因素。大卫·休谟说："理性是激情的奴隶。"不少患者出于对肿瘤的恐惧和厌恶，意欲切之而后快，对于后续生存质量的考虑，往往有所欠缺。加上患癌引发的负面情绪，可能会影响人们的理性判断。国内一项研究显示，接受乳房全切除术的患者，不仅术后生活质量更差，自卑感更强，而且更容易手术后对选择感到后悔。

有时候人们需要沉静下来，才会意识到自己想要什么。因此，当一个又一个负面信息接踵而至，甚至让人觉得透不过气的时候，可能需要让自己抽离出来，好好权衡思考。

◈ 不是想保就能保

保乳虽然是一个更人性化的选择，但并不是所有患者都能成功实现保乳。《孙膑兵法·月战》云："天时、地利、人和，三者不得，虽胜有殃。""天时"讲究早发现（肿物小、分期早），早治疗；"地利"讲究病灶的位置，不能太分散；"人和"即患者的意愿和专科的整体诊疗水平。

保乳手术强调在病灶切干净的基础上尽量保留乳房组织，因此如果就诊比较晚，肿瘤比较大，或者病灶比较分散，或者乳房太小达不到保乳外形好的预期效果，就有可能无法保乳。当然，一部分患者可以通过术前全身治疗使肿瘤缩小，争取保乳的机会。一些特殊类型的乳腺癌如炎性乳腺癌，也不合适保乳。此外，保乳手术后需要配合放疗，才能达到与乳房全切除术相似的总体疗效。为此，由于各种原因不能接受放疗的患者，同样不适合保乳手术。

不难看出，保乳不只是一个单纯的手术，更是一个需要多学科协作保驾护航、以患者为中心的人文理念。首先要有"火眼金睛"的影像学检查系统协助，发现微小病灶。其次结合全身治疗，帮助缩小肿瘤，争取保乳机会。随后是局部放疗杀灭肿瘤局部"种子"。"野火烧不尽，春风吹又生。"种子不灭势必会造成局部复发，因而放疗是保乳手术的重要保障。此外还有中医药扶助人体正气，提高自身抗肿瘤能力，抑制肿瘤生长，以及必要时的内分泌治疗、靶向治疗、免疫治疗等，才能真正做到"不留后患"。

面对乳腺癌，"保乳"还是"保命"成了很多女性的艰难选择。虽然乳房全切除术曾经是乳腺癌的首选术式，但随着诊疗技术的飞速发展，早期乳腺癌患者只要条件允许，选择保乳手术不但留住了女性之美，而且改善生活质量、提高了生存，既"保乳"也"保命"。既治愈病痛，又保护形体美和功能。保乳，何尝不是一门艺术？

❀ 术前、术后调气血

提到手术，可能不少人就开始担心，毕竟像关云长那样在刮骨疗伤的同时还能谈笑自若的，可能只出现在演义小说中。

当我们开始担心、开始忧虑的时候，这种情绪最容易伤及脾胃。《黄帝内经》就指出"脾，愁忧而不解则伤意。""思则气结。"意思是说，思虑过度容易损伤脾，而脾在体内气机运行的过程中，充当交通枢纽的角色，枢纽出现拥堵，气机运行就不通畅了，进而出现各种各样与脾胃气机壅塞相关的表现，比如食欲减退、胃脘胀闷、大便或硬或溏等。因此，我们也常用"茶饭不思"来形容人焦虑不安的状态。而做完手术以后，由于手术创伤，患者往往会出现面色苍白、神疲乏力、声低气弱等气血亏虚的表现。

为此，林毅教授认为手术前应以理气解郁为主，手术后则应重视益气养血。

理气解郁的方法有很多，比如唱一首喜欢的歌，通过肺气宣发，带动气机升降；或者登高望远、赏花观鸟，是通过移情于景的方式疏解情绪。不少花茶如茉莉花、玫瑰花等，具有解郁疏肝的效果，可以酌情选用，具体内容可参照第四章调养篇的第六节知易行难的心理康复。

益气养血方面，林毅教授常用便方三红汤：炒山楂 20g，枸杞子 20g，大枣 20g，置于炖盅，加水 200～300mL，隔水炖 40～50

分钟后温服。其中枸杞子补益肝肾，大枣益气养血。两药补三脏，肝、脾、肾并补，符合中医"精血同源"的意味。山楂虽无补血功效，但可以消食、健脾、理气，一方面增加食欲、帮助消化，因为水谷要吃进肚子里才能化生气血；另一方面与补药配伍使用，避免了单纯补益导致的滋腻碍脾。

（宋雪　文灼彬　司徒红林）

第四节

术后淋巴水肿，
防患于未然

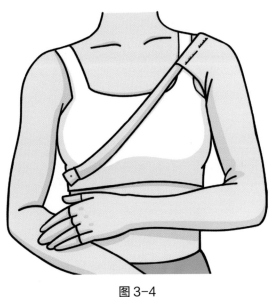

图 3-4

"乳腺癌术后上肢淋巴水肿是一种慢性、较难治愈的并发症，严重影响患者生活质量；防重于治，早期预防特别重要。"

林毅

"医生，我三年前做的乳腺癌手术，最近我的手突然肿起来了。"

问其原因，大家的回答真的是五花八门，有的说最近在搬家，有的说打了羽毛球，有的说蒸桑拿了……手肿到底是什么情况？导致手肿的因素有哪些？本节带你认识乳腺癌相关的淋巴水肿。

人体的淋巴系统，就像一个庞大的集水网络，把全身各处的组织间液层层收集，汇集到血液中。当这个集水网络出现水管损坏或者堵塞，就可能导致上游淋巴液泛滥，出现淋巴水肿，引起肩关节活动受限、肢体乏力等上肢功能障碍，伴有麻木、疼痛等感觉异常，严重影响美观及日常生活。而与普通水肿不同，淋巴水肿一旦发生，很难根治。虽然有些方法可以暂时减轻症状，但容易复发。因此，掌握预防患肢淋巴水肿的方法及尽早识别淋巴水肿尤为重要。

讲到这里，朋友们可能会关心哪些因素可能会诱发淋巴水肿。

* **手术因素：**这是淋巴水肿最为常见的原因，发生率约 20%。最好的预防方法就是避免腋窝淋巴结清扫。但是腋窝淋巴结清扫对于许多淋巴结转移患者而言是必需的选择，因此，归根到底还是要做好乳腺癌的规范筛查和早期诊断，以便在尚未发生淋巴结转移时及早发现病灶，及时治疗。

* **放射治疗：**放射治疗导致局部组织纤维化、瘢痕化，使淋巴

循环受阻。

* 运动不当：易使淋巴液滞留在组织间隙，增加淋巴水肿的发生率。

* 感染：感染可能引发瘢痕挛缩和淋巴管收缩，进一步加重淋巴水肿。

* 肿瘤复发：肿瘤压迫淋巴管，使淋巴循环进一步受阻。

针对上述原因，有没有防患于未然的好措施？回答是肯定的，在本文开头已经强调，淋巴水肿的"防"重于"治"。预防的措施渗透在生活的方方面面，常见的生活"雷区"包括负重、受压、温度、清洁、外伤等。

* 受压——避免患肢测血压及穿过紧的衣物，避免患侧卧位，以及避免佩戴过紧的手镯、手表、戒指等。

* 阻力——术后 2 ~ 4 周避免上肢负重，4 周后需要缓慢、逐渐增加肌肉及肌耐力的活动；不提过重的物体，避免做增加患肢阻力的剧烈的、重复的体力劳动，如擦洗、推拉，以及甩臂运动如网球等。

* 清洁——保持患肢皮肤清洁、干燥，注意褶皱和手指间隙的卫生。

* 受伤——避免患肢损伤，如割伤、昆虫咬伤、抓伤、修剪指甲时的损伤等；做家务或种花时戴手套；不宜在患侧手臂进行有创性的操作，如抽血、输液等。

　　*温度——高温会增加淋巴液生成，淋浴或洗碗盘时，避免水温过高，不宜长时间的热水浴、日光浴、桑拿等。

　　手术后佩戴压力袖套和手套，可以起到很好的预防作用。尤其是乘坐长途飞机等肢体长时间缺乏活动时，更应重视。此外，应避免患肢过度疲劳，当肢体感到疼痛时要休息并抬高肢体。

　　适当的运动可能对预防淋巴水肿有一定积极作用，但尚不明确。应该注意的是，运动期间要佩戴弹力袖套和手套，循序渐进。在饮食方面，以低盐、高蛋白、易消化的饮食为宜，避免吸烟、饮酒，保持理想的体重。

　　林毅教授认为，乳腺癌术后淋巴水肿与气虚以及水湿、瘀血停滞相关。中药内治常辨证选用益气活血的补阳还五汤，或健脾利湿的参苓白术散、五苓散等加减；外治则采用药物外敷、药浴等方法，常选用理气活血、化瘀行水的姜黄、威灵仙、伸筋草等，内外并施，提高疗效。

　　此外，淋巴水肿有阳肿、阴肿之分。一般而言，淋巴水肿伴见肤色潮红、灼热疼痛者，多为阳肿；伴见肤冷汗出、四肢不温、痿软无力者，多为阴肿。中医治疗在理气活血、化瘀行水的基础上，对阳肿者，加用黄连、黄柏、黄芩、大黄等清热解毒类中药，或以金黄散外敷；对阴肿者，加用吴茱萸、桂枝、细辛等温经散寒类中药，或用四子散药包温敷。

乳腺癌术后淋巴水肿重在预防，重视平时的细心防护可以避免日后可能的大麻烦。如一旦出现上肢水肿，应及时就诊，在专业人员帮助下采用中医中药、皮肤护理、专业手法按摩淋巴引流、弹性绷带加压包扎、功能锻炼等多种方法，可以缓解症状。

（宋雪　司徒红林）

三阴、双阴傻傻分不清，
早期、晚期我到底哪个期

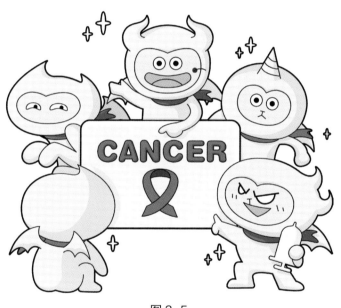

图3-5

"乳腺癌术后巩固期康复阶段，中医药治疗重视脾肾双补，受体阳性重在补肾，受体阴性重在健脾。"

林毅

对于确诊乳腺癌的患者，在拿到乳腺病理报告的时候，往往会被上面"阴性阳性"的结果搞晕了，内心各种疑问油然而生：医生明明说我是阳性乳腺癌，为什么报告上又有阴性的指标？医生说我三阴性乳腺癌，到底是哪三阴？还有患者最关心的分期问题，感觉这张病理报告犹如最高法院的判决，决定了患者的命运一般。本文就给大家讲讲乳腺癌"阴阳"的故事。

❀ 早期？中期？还是晚期

病理报告是由病理科医生用显微镜对肿瘤进行测量和观察后，判断出肿瘤的性质、大小、组织学分级、淋巴结转移情况以及有无淋巴管血管侵犯等。它既是确诊的金标准，又是用来评估疾病程度的重要手段。

乳腺癌的分期主要取决于三个指标，分别是肿瘤大小（T）、区域淋巴结转移多少（N）、有无远处转移（M），所以也被称为 TNM 分期。前两者都能够通过病理报告体现，而远处转移是临床医生为患者进行全身影像学检查之后做出的判断。

当然这对于大部分患者而言实在是太复杂了，患者可能更希望的答复是：我这是早期？中期？还是晚期？

很遗憾，目前学界没有明确的"中期"的概念。一般而言，基于"是否可以手术"，把乳腺癌分为"可以做手术的"早期乳腺癌，和"不可以做手术的"晚期乳腺癌。

所谓"不可以做手术",指的是乳腺癌病灶已经远处转移,或者虽然没有远处转移,但在局部广泛浸润,以至于难以通过手术切除干净的这部分患者。

从这个角度讲,乳腺癌的早期和晚期概念,其实是动态演变的。比如手术技术进步了,以前做不了手术的乳腺癌,现在的技术能切干净了。或者一位被诊断为晚期乳腺癌的患者,也可以通过日新月异的肿瘤综合治疗,把原本不可手术的乳腺癌病灶缩小到可以做手术。所以不必要因为"晚期"的字眼就一蹶不振,觉得没有希望;也不要因为"早期"的判断就过于轻敌,以致"大意失荆州"。

病理诊断还包括免疫组化,是对肿瘤基因水平上的检测。比如激素受体情况(ER/PR)、人表皮生长因子受体 2(HER-2)和细胞增殖标志物 Ki-67 表达情况等,这个就像对罪犯的个性特征做出进一步分析。即便都是罪犯,每个人的性格、脾气也各不相同,有的迷惑性大,有的攻击性强,因此以上这些指标排列组合在一起,方可以全面判断出罪犯的个性和特征,从而针对性治疗,精准打击罪犯的要害,提高治疗效果。

简单来说可以从以下几方面考虑。

1. 激素受体(ER/PR)高是好事。

2. 人表皮生长因子受体 2(HER-2)高,以前是坏事,现在是好事。

3. Ki-67 高是坏事。

* 激素受体：指雌激素受体（ER）和孕激素受体（PR）

ER 或 PR 阳性意味着肿瘤细胞的生长依赖激素，为激素受体阳性乳腺癌，ER 和 PR 可以同时阳性，也就是病友口中的"双阳"；也可以仅有 ER 阳性，或者仅有 PR 阳性。这种类型的罪犯是个相对懒惰的家伙，内分泌治疗可以打击此类罪犯，通过阻拦罪犯的食物——雌激素而遏制肿瘤的生长。所以这两个指标阳性是好事，雌孕激素受体的百分比越高，内分泌治疗的效果越好。两者都是阴性则不适合内分泌治疗，预后不佳。

* 人表皮生长因子受体 2（HER-2）

HER-2 高表达可加速细胞分裂，使其增殖、分化过程失衡，最终转变为癌细胞，因此 HER-2 高本来是坏事。但是随着越来越多抗 HER-2 治疗手段的开展，靶向治疗带来的获益，HER-2 高表达乳腺癌患者的预后已经越来越好，甚至优于 HER-2 阴性的患者。

此外，以往只把 HER-2 水平分为阴性和阳性。如今随着研究开展，进一步分出"低表达"水平，更多以往缺乏相应治疗手段的患者由此迎来了曙光。

* Ki-67

Ki-67 是细胞增殖的指标，数值越高越不友好，说明癌细胞增殖越活跃。

◎ 激素受体"阴阳"，与中医的"脾肾"

林毅教授提出，在乳腺癌治疗的巩固期，依据肿瘤激素受体类型，以宏观辨证与微观辨病相融合的理念，治疗重点有所区别。

具体而言，激素受体阳性的患者，需要长期服用内分泌药物。而内分泌治疗往往伴随不良反应，带来更年期综合征如潮热盗汗、腰膝酸软、心悸气短、虚烦不眠等肾阴亏虚的表现，有的出现骨质疏松症，因此在治疗上注重补肾益精。

中医补肾方法良多，常见的补肾食材包括甲鱼、蚝肉、淡菜、桑椹、枸杞子、肉苁蓉、山茱萸、覆盆子、益智仁等。这类食材大多味甘而补益，味咸入肾，具有补益肝肾、养阴益精的功效。古谓"秋冬养阴"，秋冬季节适当增加食用养阴类食材，效果往往更佳。此外，如益智仁、覆盆子、肉苁蓉等，性温热，可配合桑椹、甲鱼等性偏凉之品，一方面阳中求阴，阴中求阳，可以达到阴阳并补的功效；另一方面也可中和药性，避免过食偏颇。

对于完成手术、放化疗的激素受体阴性患者，除了 HER-2 阳性需一年靶向治疗以外，后续随访康复期是现代医学治疗的盲区，林毅教授认为这类患者是中医发挥优势的切入点，应注重健脾。林毅教授在长期临床实践中观察到，这类患者常出现面色萎黄、体倦乏力、食欲减退、排便不畅等脾气虚弱表现。结合现代医学研究发现，受体阴性患者多受免疫相关基因调控，而脾是人的后天之本，脾胃功能好坏直接影响到其他脏腑功能，并最终影响人体正气。因此，扶正中加强健脾益气，对于提升激素受体阴性患者正气，改善自身修复与维稳能力，降低复发转移风险有特殊意义。

脾胃虚弱的患者，易导致痰湿内生。痰为怪病之首、肿瘤之冠，而岭南地区的人痰湿尤为明显。

所以如果你在岭南说自己太累了，你得到的可能不是一句安慰，而是"你湿气重啊"。

人依赖于后天水谷化生气血精微，滋养机体。因此，脾之盛衰与身体强弱、疾病转归有十分重要的关系。"人生而有形，先天之精气，惟赖后天水谷之充养，脾胃一虚，四脏皆无生气。"林教授认为乳腺癌基本病理均为虚中有实、虚实交错、实由虚致，纯属脾胃虚弱而不夹实者较为少见。因此，健脾往往与祛湿化痰同时进行，治法多样，包括健脾益气、行气消积、化痰祛湿、和胃降逆等。常用的食材包括黄芪、五指毛桃、淮山、茯苓、薏苡仁、芡实、莲子、陈皮、生姜、扁豆、大枣等。

（宋雪　司徒红林）

第六节

当妊娠遇上乳腺癌，保大还是保小？我两个都要

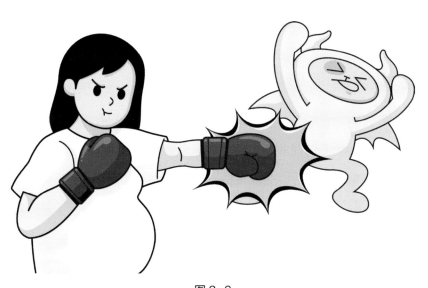

图 3-6

　　"同一病期下，妊娠期乳腺癌与非妊娠期乳腺癌预后相似；治疗得当，母亲乳腺癌一般不会对胎儿造成不良影响。妊娠保胎，重在补脾肾、益气血。"

林毅

每一位女性都有成为妈妈的愿望，而对于 32 岁的叶红（化名）来说，这件事在她的身上显得更为艰难。她在妊娠 5 个月时，叶红无意中发现右边乳房有一个硬块，不痛不痒，当时没在意。两个月后，肿块变大了，于是赶紧去医院就诊。医生检查后认为是乳腺癌，叶红不敢相信，跑了多家医院，经活检证实为乳腺癌。其间，甚至还有建议她引产保命的。

保大还是保小？

面对人生至暗时刻，她近乎崩溃。

妊娠期间发生乳腺癌，无论是对患者还是对家庭都不亚于迎头一棒，他们会面对很多令人担心甚至令人揪心的问题。比如，母亲的生存机会？是否可以继续维持妊娠？终止妊娠会不会影响母亲的预后？以及乳腺癌的诊断和治疗措施是否会对胎儿有害……其中保大还是保小往往是很多问题的核心，将面临艰难的抉择。实际上，在 45 岁以下女性乳腺癌患者中，大约有 4% 的患者是在妊娠期发生乳腺癌。尤其是随着生育政策的开放，妊娠期乳腺癌并不少见。

诊断延误在妊娠期乳腺癌中很普遍。由于妊娠和哺乳会导致乳房的生理性肿胀、肥大，肿物不容易被发现，以至于很多患者延缓了就医，到医院就诊时肿瘤要比其他乳腺癌患者更大、分期更晚，所以导致总体生存期更短一些。文献报道，从发现有乳腺异常到确诊为乳腺癌，妊娠期乳腺癌平均较非妊娠期乳腺癌晚发现至少 7 个月。

不少人可能觉得，怀着宝宝对母亲的抗肿瘤治疗有诸多掣肘，甚至很多治疗无法开展；如果要做治疗，又担心流产或者宝宝畸形。

但患癌以后，保大和保小真的不能相容吗？

为了保住腹中的宝宝，就要牺牲母亲吗？

现在都 21 世纪了，医疗技术又大迈步前进了，当然两个都要啊！

⊛ 妊娠不是手术的禁区

20 世纪 60 年代，我国杭州开展了一项研究，对于妊娠期乳腺癌患者，无一例外采用终止妊娠后进行手术和其他综合治疗的方式。但即便如此，早期妊娠期乳腺癌术后生存期超过 5 年的仍只有 34%，超过 10 年的只有 22%。一方面，固然受限于当时的医疗水平；另一方面，研究表明妊娠期乳腺癌患者终止妊娠也不能改善乳腺癌的预后，也就是说实施流产后再进行标准乳腺癌治疗并不会取得更好的长期生存机会。从这个角度讲，终止妊娠并非最优选择。

当然，妊娠期的乳腺癌手术不是想做就能做。妊娠早期和晚期都是胎儿相对不稳定时期，因此妊娠早期（＜ 13 周）时做手术，自然流产的风险会增加；同样，妊娠晚期（≥ 28 周）手术，可能会增加胎儿早产风险。因此一般选择在孕中期，即 13～27 周时进行手术。

❀ 准确评估，怀孕也可化疗

由于化疗药物的毒性，许多准妈妈望而却步，尤其是看到化疗药物导致的各种不良反应，很容易令人想到其对胎儿的危害。

确实，化疗可能引发妊娠期高血压、胎儿生长受限、新生儿出生体重减轻、早产等。但在 2015 年，《新英格兰医学杂志》发表了一项在比利时、意大利、捷克、荷兰、英国、加拿大等多国共同开展的研究。这项研究包含 129 名儿童，这些儿童有一个共同点：他 / 她们的母亲都在妊娠期罹患恶性肿瘤，并大多接受了化学治疗。研究发现，化疗并没有使这些儿童与普通儿童有什么区别。他们的体重、认知、心脏情况都与普通儿童基本一致。胚胎学认为，胎儿器官的形成主要发生在妊娠期的最初三个月，这段时间之外，胎儿对致畸因素并不敏感，这为有必要妊娠期进行化疗的准妈妈增强了信心。

但鉴于化疗潜在的风险，妊娠期化疗应在乳腺科、产科、药学部等专家共同讨论下，充分评估风险及获益，选择合适的时机、药物及剂量。

对叶红也是如此。

她转诊广东省中医院后，确诊为早期乳腺癌。经过乳腺科、影像科、药学部、放疗科等多学科会诊讨论，制订了先化疗、再生宝宝、产后再手术的方案。专家团队的治疗方案实现了叶红保大又能保小的美好愿望，她对接下来的治疗充满信心。在孕 35 周后，叶红停止化疗，为分娩储备体力。2 周后叶红顺利诞下满分宝宝，皆大欢喜。

◎ 中医保胎，从孕前开始

古时候人们就发现，乡间农妇一般较少流产。林毅教授认为，这是因为她们平时下地劳作，气血流通，筋骨坚强，胎气亦稳。其间稍有跌扑，也不至于影响胎儿。相反，如果平日习惯安逸，胎气不稳，稍有闪挫，可能就会引发胎漏。

然而体力劳动功在妊娠以前。如果平时习惯安逸，怀孕后反而增加劳作，不仅对增强体魄帮助不大，反而可能有损胎儿。

林毅教授认为，妊娠期乳腺癌治疗期间的保胎，在于调气血与固脾肾。

手术多损伤气血，易出现神疲乏力、面白唇淡、心悸、食欲减退、大便不通等表现。因此，围手术期需要加强益气养血，常用人参、党参、白术、熟地、阿胶、当归、白芍、炙甘草、砂仁等药材。

化疗的药物毒性容易损伤脾肾，导致面白神疲、恶心呕吐、畏寒肢痛、腰背酸痛等表现。可用菟丝子、桑寄生、续断、阿胶、人参、黄芪、淮山药、白术、龙眼肉等药材。

当然，妊娠期乳腺癌的防治重点在于早发现。除了在孕期加强自我检查，及时发现乳房肿块、乳头溢血、乳房红肿疼痛、乳头内陷、乳房局部皮肤改变等异常表现以外，孕前和孕期的乳房影像学检查同样重要。由于孕期乳房肿胀，自检可能遗漏可疑病灶。因此准妈妈在做产检的同时，建议同时接受乳房检查。

一般不提倡进行钼靶摄影的检查，这主要是因为此时的乳腺 X 射线检查很少能获得有价值的影像资料。当然，辐射也是我们需要考虑的因素。不过，目前已有文献报道，在采取妥善保护措施的前提下，准妈妈钼靶摄影检查时胎儿接受的辐射量是极少的。因此在必要的情况下，可能也可以考虑。

妊娠期间的乳腺检查以超声检查最为可取，超声检查没有辐射，对母亲和胎儿均没有影响，可以放心检查。超声检查的价值是其他很多检查难以替代的，可为乳腺癌的诊断、分期和治疗选择提供极为有价值的信息。

（宋雪　司徒红林）

第七节

中药都有肝毒性？
你真的懂中药吗

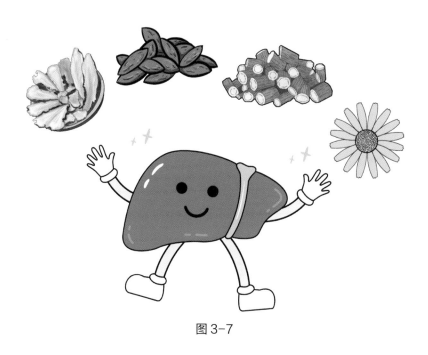

图 3-7

"中药肝毒性问题要理性看待，不宜忽视，更不要一棍子打死。"

林毅

"中药可以长期吃吗？会不会伤肝？"

"听说吃西药的时候不能同时吃中药，会影响肝功能。"

"中药伤肝"这件事似乎流传甚广，深入人心。有些患者觉得中药"是药三分毒"，要等放化疗、靶向治疗结束以后，才来找中医。

但是，实际情况真的是这样吗？

⊛ 中草药不是中国药物性肝损伤的主要原因

2022 年，中国人民解放军总医院第五医学中心、首都医科大学、国家药品不良反应监测中心等团队共同发布了《药物性肝损伤相关不良反应调查报告》，报告显示，2012—2016 年药物性肝炎相关不良反应的报告中，中草药物占比 4.5%，化学药占比 94.5%，生物药占比 0.8%，其他占比 0.2%。报告中排名前 50 的肝损伤药物均为化学药和生物药，其中，抗生素（以抗结核药物为主）、心血管药物、抗肿瘤药位居前三位。

这篇文章表明，目前我国临床药物性肝损伤的主要原因是化学药。中草药不是药物肝损伤的主要原因。

⊛ 哪些药物会引起药物性肝损伤

目前，已知有 1 100 多种上市药物具有潜在肝毒性，常见的包括非甾体抗炎药、抗感染药物（含抗结核药）、抗肿瘤药、中枢神经系统用药、心血管系统用药、代谢性疾病用药、激素类药物等。当然，这其中也包括部分中草药及中成药制剂。

常用的可能引起肝损伤的单味中药有：黄药子、雷公藤、苍耳子、麻黄、何首乌、川楝子、苍术、金不换、番泻叶、槲寄生等。

❀ 应不应该"谈毒色变"

临床上，经常有患者甚至是部分医师，遇到中草药即表示"是药三分毒""谈毒色变"，认为不应服用。

首先，要明确绝大部分中草药只要合理正确使用，并不会造成肝损伤。因此，在未确认药物组成中是否含有可能引起肝损伤的成分前，便一概而论"中药有毒"，是不可取的。

其次，任何抛开剂量谈毒性的认知也是不理智的。例如对可能引起肝损伤的中药何首乌而言，其用药安全剂量早就有明确规定。相关临床研究也指出，在所有由何首乌引发的不良反应案例中，因患者自行购买服用药物而导致的不良反应占比超过一半。这提示，在没有医生指导下自行使用药物，比药物本身可能导致的危害更严重、更危险！

❁ 有毒亦有效，如何取舍

是不是"有毒"的中药就不能用呢？实际上，大量临床研究证实，部分有毒中药如果使用得当，配伍精妙，其获益是远大于风险的。如斑蝥素是斑蝥所含的有毒成分，但其可抑制癌细胞的核酸和蛋白质合成，因干扰癌细胞核酸代谢从而杀死癌细胞。中医学认为，斑蝥可破血消瘀、攻毒蚀疮，可用于原发性肝癌、肺癌、直肠癌、恶性淋巴瘤以及妇科恶性肿瘤等。因此，仅因为其有毒，便将其"拒之门外"也是不可取的。

❁ 怎样做才能避免药物性肝损伤

对于可能引起肝损伤的中药及相关制剂，应如何使用呢？

1. 谨遵医嘱用药　如前所述，临床上大部分的中草药肝损伤的案例源头，是盲目服药导致的。如一些民间偏方、膏方等，未经监管部门认可及药师审核过的中药或药方，可能是导致中药肝损伤的主要元凶。

亦有部分患者自行加大用药剂量或延长用药时间，导致了肝损伤的发生。因此，建议大家一定要谨遵医嘱用药，切勿轻信偏方、秘方。

2. 选择正规药物来源　中药种植过程中，重金属和农药污染土壤、加工贮藏过程中产生的毒性，可能导致不必要的损害。正规药企通常有较完善的生产监测体系，防范外在毒性。

但一些来源不明、标榜"野生"的中药材可能未经相关检验检测。即便真的是野生中药材，由于对生长环境未能把控，不能排除中药生长环境是否受到重金属污染，应避免随意使用。

3. 避免与其他药物同用 "头孢配酒，说走就走。"头孢菌素类抗生素是常见药物，但如果与酒同用，可能引起爆发性肝损害。同样地，在服用可能引发肝损害的中药制剂时，应避免同时服用其他潜在肝毒性药物。如果确需同时使用，应该先征询医生或药师。

药物性肝损伤是最常见和最严重的药物不良反应之一，临床用药应严格筛选，加以重视。虽然少部分中草药存在一定的导致肝损伤的风险，但不应将其过分夸大，更不能以偏概全、以点限面，为了一棵树而放弃了一片森林。相比之下，合理规范用药、谨遵医嘱用药、定期随访复查，才是最有效的、防止药物肝损伤的手段。

（井含光　司徒红林）

第八节
从化疗脱发引发的思考：什么叫作重要

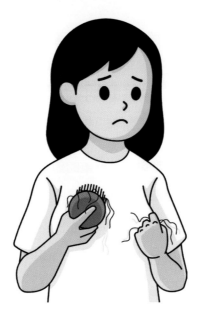

图 3-8

　　"天人合一、择时用药是调节生命节律以顺应天地之时而治疗疾病的方法。健脾补肾结合子午流注时间医学理论给药，可达到让患者少打或不打升白针之功效。"

林毅

化疗期间，脱发可能是患者感知到的第一个身体改变。对于很多女性患者而言，这也是她们进行化疗时最困扰的因素。

脱发造成的形象改变，可能极大影响患者情绪。一项在韩国进行的研究表明，化疗后脱发会让大部分乳腺癌患者感到压抑、焦虑与孤独，不想照镜子，并对自己的外表感到不满。毕竟不是每位女性都能 hold 住光头造型。

因此，不少患者听说要化疗，心里是抗拒的。

为什么要做化疗

但是很遗憾，很多患者还是不得不做化疗。

早在 1957 年，乳腺癌研究先驱 Fisher 教授便观察到：肿瘤细胞可以同时进入淋巴系统或者血液系统导致肿瘤播散。基于这些发现，Fisher 教授提出"乳腺癌是全身性疾病"的理论。换句话说，虽然乳腺肿瘤长在局部，但是患者在手术前肿瘤细胞已经进入人体的血管、淋巴管等"管道"，就像小船一样在河道里飘荡，停靠于身体的某个地方，于是形成了传说中的"亚临床转移灶"。

对于这些病灶，医生的肉眼看不到，手也摸不着，即使通过高级的影像学检查都发现不了。而手术只是"根治"了那些停留在乳房、局部淋巴结的肿瘤病灶。至于那些隐藏停留在体内，特别是通过血管"漂"走的肿瘤细胞才是最要命的，随着它们的"流动"，一旦在重要器官生根发芽，就造成了乳腺癌的转移。所以大部分乳腺癌患者只进行手术治疗未必就万事大吉。术后化疗、内分泌治疗、靶向治疗等综合疗法的目的都是为了最大程度去除体内的"漏网之鱼"。

❀ 脱发以外的那些不良反应更危险

癌细胞生长迅速，而化疗药物正是通过杀伤增殖迅速的肿瘤细胞，发挥相应的治疗效果。与此同时，人体也有一些增殖比较快的正常细胞，比如毛囊细胞就会连带受损，引起脱发；胃黏膜细胞受损，引起恶心、呕吐；还有更重要的骨髓造血干细胞受损，引起骨髓抑制。

如果说，脱发会影响患者的外观，让人的情绪受到影响，那骨髓抑制和恶心、呕吐对身体造成的打击则更加难耐。

脱发往往是暂时性的，也是可逆的。在完成化疗一段时间以后，毛囊细胞逐渐恢复，头发也就重新长了出来，有时长出来的头发甚至比化疗前的头发更浓密。

而消化道反应不仅可能损伤消化道黏膜，造成黏膜撕裂，严重时可能会引发体内酸碱和电解质平衡紊乱。

骨髓抑制则更加隐匿，也更加危险。人体内血液细胞每时每刻都在新陈代谢，淘汰掉衰老的细胞。而造血干细胞，可以不断生成新的血液细胞作为补充。当化疗药物进入人体后，造血干细胞增殖迅速的特点让它们成为化疗药物的攻击对象。这些造血干细胞大多生长在骨髓里，因此当造血干细胞的生长受到抑制时，被称作骨髓抑制。

骨髓抑制出现的初期，患者往往没有明显的感觉，或者仅感觉到有点累。但骨髓抑制会极大削弱人的免疫力。平时可能有一些小感冒，即使不吃药，过几天自己也就好了。但骨髓抑制的患者不仅很难痊愈，甚至一些小感冒就足以引发重症肺炎、颅内感染等严重感染，危及性命。

健脾补肾是关键

林毅教授指出，化疗引发的骨髓抑制、恶心呕吐、脱发等不良反应，都与中医的脾肾受损关系密切。一方面，肾主骨生髓，脾为气血生化之源，因此健脾补肾法可以养精生血，促进骨髓造血功能恢复；脾升胃降，运用健脾和胃以减轻消化道反应；发为血之余，肾其华在发，也就是说，毛发生长得益于体内血液盈余、肾气充盛，健脾益肾以养精血，同样有助于毛发生长。因此，林毅教授强调在化疗期间全程均需注重健脾补肾。

为了更好地发挥中医药优势，林毅教授基于子午流注时间医学的理念，在不同脏腑当令的时期，注重择时用药以提高疗效。

子午是子时和午时，一天中有十二个时辰。流注，则是指人体气血的流动和灌注。子午流注是在《黄帝内经》"天人相应"学说基础上形成的一种时间生物医学理论。具体而言，人体的十二条经脉在十二个不同时期有兴有衰，人体五脏六腑的相应变化的现象与每个时辰相对应。林毅教授认为，谨守"毋逆天时，是谓至论"，在特定时辰服用相应的脏腑药物，可达事半功倍之效。

具体应用中，常在辰时（7～9时）足阳明胃经当令、午时（13～15时）手太阳小肠经当令时，服用益气养血的中药。借助胃肠受纳腐熟功能，帮助消化吸收。于酉时（17～19时）足少阴肾经当令时，服用补肾益精的中药，加强益精生髓的功效。

此外，患者可以自己在家做以下简单的中医传统疗法。

（1）隔姜灸：切一片新鲜的生姜，厚约3mm，直径3cm以上，用针在生姜片上刺几个孔。姜片放在中脘、神阙、关元、气海上，用艾灸箱在相应穴位上隔姜艾灸，每天1～2次，每次20～30分钟。也可艾灸背部的脾俞、肾俞、命门等穴位。结合生姜的温中特性，可起到温脾养肾、温经通络、调补气血的作用（图3-9）。

中脘：在上腹部，前正中线上，当脐中上4寸。

神阙：脐中央。

关元：在下腹部，前正中线上，当脐中下3寸。

气海：在下腹部，前正中线上，当脐中下 1.5 寸。

脾俞：在背部，当第 11 胸椎棘突下，旁开 1.5 寸。

肾俞：在腰部，当第 2 腰椎棘突下，旁开 1.5 寸。

命门：在腰部，当后正中线上，第 2 腰椎棘突下凹陷中。

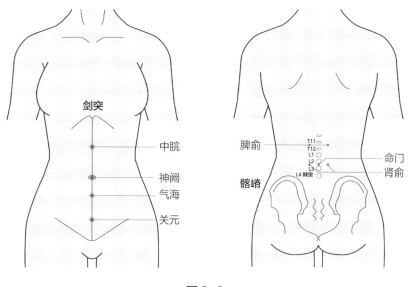

图 3-9

（2）沐足

用药：花椒 100g。

方法：布袋装花椒，放入锅内加水大火煮开后，转小火煎煮 30 分钟即可。取出花椒药包，花椒水倒入沐足桶，再加温水兑温后沐足。（花椒包可取出放入冰箱冷藏保存，可重复煎煮使用3天）。

沐足水温：40～42℃。

水位：三阴交穴位以上一寸为宜（此处一寸相当于一个拇指宽度）。

沐足持续时间：20～30分钟。

林毅教授十分重视沐足，建议沐足前或沐足过程中可揉按双足行间、太冲。花椒具有温经通络之功，于晚上9点至9点半沐足为佳，此时沐足能更有效地增强温养脏腑、调理三焦气血之效。沐足后出汗，用浴巾将身体擦干即可，不宜洗澡。

化疗不可怕，脱发更不可怕，已经或即将遇上这个问题的患者不需要太过担心和焦虑，保持良好的心情，积极配合治疗，战胜病魔指日可待。

（宋雪　司徒红林）

放疗：利刃无声

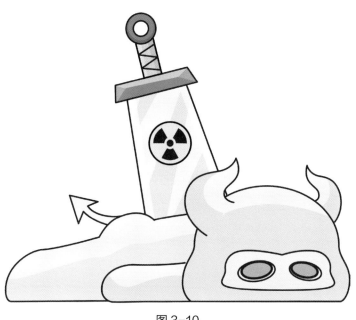

图 3-10

"放射性损伤为火热毒邪，侵及内外、耗气伤阴，影响全身，宜清热解毒、滋阴润肺为要。"

林毅

正如前文所述，乳腺癌是全身疾病，单纯的手术对于许多患者而言并不足够，因此需要化疗把全身残余的肿瘤细胞杀灭。

与此同时，乳腺周围和腋窝等部位更加靠近病灶，潜藏的肿瘤细胞会更多。就像一棵参天大树被连根拔起了，在这棵树的周围往往还留存着许多散落的种子，有的甚至已经发芽了。因此，需要对这部分区域进行有针对性的清扫。手术把这部分全部挖掉显然不现实；化疗是针对全身；这时候局部放疗成了相对理想的选择。

❀ 悄无声息地杀死肿瘤

放疗是利用辐射杀死癌细胞的，就像太阳把葡萄晒成葡萄干以后，即便放回法国波尔多的肥沃土地，也不可能再长出新的葡萄了。

比起手术的大动干戈和化疗的呕吐脱发，放疗带来的不适感觉要小一些，出现得也迟一些，甚至有的患者没什么感觉就把放疗做完了。

放疗的作用是减少肿瘤局部复发的概率。研究表明，放疗可以使接受保乳手术的患者获得跟乳房全切除术相似的生存获益。这让保乳手术不仅成为可行，而且大多数时候是更优的选择。此外，放疗使部分患者免于腋窝淋巴结清扫，这就大大降低了淋巴水肿发生的风险。而且，对于晚期乳腺癌出现脑转移、骨转移或者局部肿瘤复发也可以起到姑息放疗减瘤的作用。

◎ 放疗后，身上还有辐射吗

有的患者碍于放疗有辐射，放疗后不敢回家，怕影响家人。尤其是放疗所致的副反应往往在一段时间以后才出现，并在放疗结束后持续较长一段时间，可能会增加患者对辐射持续的担心。但这种担忧是没有依据的。

放疗确实有辐射，这也是放疗发挥治疗效果的主要因素。但这种辐射只在治疗的时候存在，而且作用于人体后不会停留。就像太阳也有辐射，阳光洒在人身上，人却不能把这些阳光再分给别人。

放疗所致的副反应看起来有延迟，这与辐射的累积效应有关。假如在短时间内接受大量辐射，这种副反应出现得会很早。但放疗所致的副反应往往在开始治疗后一段时间才发生，有的甚至不发生，这正是放疗剂量的有效规划，让人可以分散剂量，减轻和延缓毒副反应的出现。

◎ 细数放疗潜在的不良反应

放疗的治疗作用在局部，由此造成的不良反应也大多围绕在照射区附近。常见的包括放射性皮炎、放射性咽炎、肺纤维化等，临床多表现为皮肤干燥、瘙痒脱屑、毛孔增大，严重时出现与烧烫伤相似的皮肤泛红、脱落甚至糜烂、渗出，伴口干舌燥、咽喉疼痛、舌红少津等症状。

放疗属于火邪、热毒范畴。中医认为，肺主皮毛，也就是说皮肤的疾病与肺脏关系密切；喉主天气，咽主地气，咽喉部的疾病与肺脾相关。肺在五脏之中最为娇嫩，喜润恶燥，火热毒邪容易伤肺。林毅教授主张以清热解毒为治疗原则，内治辅以润肺生津，外以功劳木洗剂湿敷照射区，以防治放射性皮炎。

20 世纪 60 年代，林毅教授年轻时上山采药，采回功劳木，煎煮后取药液用于外科疮疡，效果明显，甚至治疗褥疮也不在话下。林毅教授研制院内制剂功劳木洗剂，常用于治疗放射性皮炎、乳腺炎性疾病、晚期乳腺癌翻花等，疗效显著。

此外，放疗期间，患者可以适当食用清热、润肺、养阴的食材。

1. **雪梨**　性味甘凉，归肺胃经，功能生津、润燥、清热、化痰。据《千金食治》记载，雪梨可以"除客热气，止心烦。"《本草通玄》也记载雪梨可以"生者清六腑之热，熟者滋五脏之阴"，是清热润肺的重要食材。

2. **百合**　性味甘寒，归肺经以养阴润肺；此外百合还归心经，功能清心安神。因此尤其适用于放疗后肺热津伤，兼见烦躁不安、心神不宁、睡眠欠佳等症。

3. **罗汉果**　罗汉果主要产自岭南地区，尤其在广西得到较广泛种植。其性味甘凉，归肺脾两经，功能清肺利咽、化痰止咳、润肠通便，尤其适用于肺热津伤兼见大便秘结等症。

4. **白萝卜**　俗话说："冬吃萝卜夏吃姜，不用医生开药方。"白萝卜性味辛甘凉，主入肺、胃经。不仅可以清肺养肺，还可消食化痰，下气宽中。《本草纲目》记载，白萝卜"主吞酸，化积滞，解酒毒，散瘀血"。

5. **川贝**　川贝功能清热润肺、化痰止咳，是治疗呼吸系统疾病常用药材，不少治疗咳嗽的中成药都以"川贝"为名。清代医家黄元御指出："贝母苦寒之性，泄热凉金，降浊消痰，其力非小，然清金而不败胃气，甚可嘉焉。"也就是说，川贝不仅清热润肺功效好，还不伤胃，是个难得的好药。

6. **无花果**　性味甘平，功能清热生津、健脾开胃、解毒消肿。《滇南本草》记载无花果可以"敷一切无名肿毒"。其性味比较平和，可以较长时间使用。

（宋雪　司徒红林）

第十节

认清你的敌人：外敌还是内乱

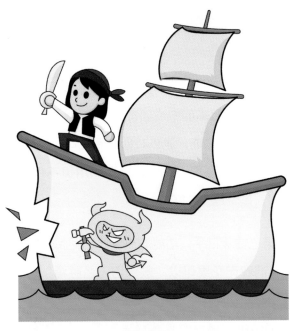

图 3-11

"肿瘤细胞源自体内正常细胞变异，一味杀戮达不到正气存内、邪不可干的效果。"

林毅

一位患者走进诊室，默默地把前一位患者坐过的椅子挪开，另搬了一张凳子过来。

一问方知，因上一位患者是乳腺癌患者，她担心肿瘤传染。

有这种担忧的人不多，但这也绝不是第一个。

试想一下，如果肿瘤能够通过如此接触即被传播开来，那些整天待在实验室，与肿瘤细胞密切接触的科学家们岂不是更加危险？

过去科学家们也曾有这样的担心，想得多了，病毒学家切斯特·索瑟姆就动手做起实验来了。他在19世纪50年代多次把大量肿瘤细胞注射到一些囚犯身体内，但这些肿瘤细胞并未给犯人们造成什么不良后果，他们依靠免疫力战胜了肿瘤细胞。

肿瘤细胞源自人体正常细胞，是细胞发生异常增殖的结果。这种变异也会发生在健康人群身上。由于人体免疫细胞具有识别、清除、杀灭肿瘤细胞的功能，常在肿瘤细胞发生的早期就能把它们消灭。其他人的肿瘤细胞如果注射到另一个人身上，这些肿瘤细胞不仅具备肿瘤的特征，还具有异体细胞的特点——对于免疫细胞而言，无异于插标卖首、招摇过市，自然要杀之而后快。因此，对于健康人群，外来的肿瘤细胞一般并不会对人体造成不良影响。

但免疫力下降的人群可能不会这么幸运。索瑟姆还试着把肿瘤细胞注射到病入膏肓的癌症患者体内，结果在注射部位逐渐长出肿瘤。有些患者的肿瘤后来逐渐消失了，但也有部分患者的肿瘤慢慢长大。即便索瑟姆把这些种植来的肿瘤切掉，肿瘤依然多次复发，有的甚至还出现了转移。

索瑟姆因为这一系列违背伦理的研究被人诟病，并被剥夺一年行医资格，尽管后来不了了之，这是后话。

但在这些试验中，我们能够发现，肿瘤的发病与机体自身免疫的关系非常密切。免疫的强弱决定或影响着肿瘤的发生、发展，这与中医理论"正气存内，邪不可干；邪之所凑，其气必虚"有异曲同工之处。

❀ 从雇佣军到照妖镜，免疫治疗举步维艰

2015 年，魏则西事件在国内引起震动。与莆田系医院、搜索引擎广告一同被大众谴责的，还有一种叫作 DC-CIK 的免疫疗法。这是什么意思呢？其实就是把人体免疫细胞在体外分离、培养后，回输到患者体内的治疗方法。理论上似乎免疫细胞越多，对肿瘤的杀伤效果应该越好。是不是这样呢？

理想很丰满，现实很骨感。从体外"雇佣"而来的更多免疫细胞并没有带来更好的治疗效果，魏则西并不是孤例。为什么会出现这种情况呢？

因为肿瘤免疫是一个复杂的体系。肿瘤在生长过程中，会努力调整自身特点，为肿瘤细胞快速复制生长创造条件。比如，肿瘤会给自己设计一层伪装，打扮成正常细胞的模样，告诉免疫细胞"这

里一切正常"。大名鼎鼎的程序性死亡受体 1（PD-1）/ 程序性死亡受体配体 1（PD-L1）就是这样的机制。

2018 年诺贝尔生理学或医学奖授予美国科学家詹姆斯·艾利森和日本科学家本庶佑，获奖原因正是他们发现的 PD-1/PD-L1 抗肿瘤疗法。

简而言之，PD-1 和 PD-L1 分别长在免疫细胞和肿瘤细胞上，这两者一结合，就成了一个免死金牌，免疫细胞就奈何不了肿瘤。要遏制两者的结合，需要一种武器，要么阻在 PD-1 上面，要么挡在 PD-L1 前头，总之得拆散它们，让它们碰不到一起。

这种疗法一出现在科学家视野，即引起广泛关注。2015 年，美国前总统卡特宣布因黑色素瘤肝、脑转移，接受了手术、放疗和 PD-1 抑制剂治疗。仅仅 4 个月后，卡特透露他体内的肿瘤已完全消失。这一消息更是引起轰动，PD-1 抑制剂一战成名，被誉为"神药"。各大药企开足马力进行研发，截至 2022 年底，已有 16 种 PD-1/PD-L1 抑制剂上市。

但"神药"也不是万能的。

一方面，PD-L1 不仅出现在肿瘤细胞中，而且在正常组织细胞中也广泛存在，用来避免免疫细胞对正常组织细胞的误判。如果用药把 PD-1/PD-L1 阻断了，免疫细胞就可能出现误判而对正常组织发起攻击。因此，PD-1/PD-L1 抑制剂在运用过程中，常出现免疫相关的不良反应。

另一方面，PD-L1 不一定出现在目标肿瘤上。比如 PD-L1 在非小细胞肺癌、黑色素瘤、头颈部鳞癌等较为常见，疗效也相对较好。但对于大部分乳腺癌患者，PD-1/PD-L1 抑制剂可能意义不大，这是由于大部分乳腺癌细胞不表达 PD-L1，因此这类药物往往疗效欠佳。

但其中也有曙光呈现。三阴性乳腺癌被认为与免疫系统关系较为密切，研究发现约有 20% 的三阴性乳腺癌出现 PD-L1 高表达，远高于其他类型乳腺癌。在 PD-1 联合化疗的临床试验中显示出较好的效果，对于部分早期高危三阴性乳腺癌患者，可以在辅助治疗和辅助治疗后使用。

究其原因，可能在于乳腺肿瘤细胞体系相当复杂，不同肿瘤细胞之间的差异就像人一样，千人千面。单一药物靶点也许可以杀灭一部分肿瘤，但容易出现漏网之鱼，逃脱的肿瘤细胞又会快速复制。而且，肿瘤细胞是由正常组织变异而来，常带有正常组织细胞的靶点。针对这些特定靶点的治疗手段，难免也会对正常组织造成损害。正所谓"杀敌一千，自损八百"。

那要怎么办呢？

多靶点、多角度、多层次协同干预，攻补兼施必将是更为系统的综合治疗方法。具体如何，且看下节——中医的免疫治疗：正气是什么？

（文灼彬　司徒红林）

第十一节

中医的免疫治疗：正气是什么

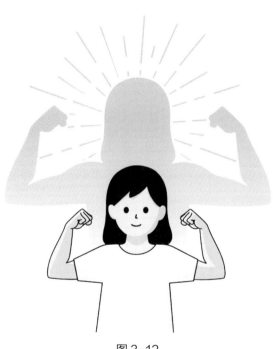

图 3-12

"正气存内，固然邪不可干。然癌毒滞留，则需时时扶正，适时祛邪。"

林毅

无论你懂不懂中医，很可能也听过"正气存内，邪不可干"的说法。这是中医关于正气功能最为朴素的认识之一。这里所说的正气，是一种比较宽泛的概念，包括人的精气神、形体、气血等，具有抵御各种不良因素对人体损害的作用。

在疾病发病过程中，中医正气的概念与现代医学免疫的理念有相似之处。"盖无虚，故邪不能独伤人，此必因虚邪之风，与其身形，两虚相得，乃客其形。"中医学认为仅有致病因素并不一定会发病，当人体正气虚弱，不足以抵御病邪，正不胜邪才会发病。以肿瘤为例，现代医学也认为，体内出现肿瘤细胞不代表一定会发生肿瘤。如果机体免疫细胞的监视、杀伤等功能正常，偶然出现的肿瘤细胞是可以被清除的。因此，肿瘤的发病，往往伴随着免疫系统功能的相对或绝对不足，让肿瘤细胞有可乘之机。

◈ 扶正有度

既然如此，如果把正气培养到足够强，是不是就可以百病不侵呢？

当然不会这么简单。

第一，正气损伤的因素有很多，补益的方法也是纷繁复杂，如健脾益气、补肝养血、益肾填精等，需要依据不同症候表现进行调整。如《红楼梦》中，黛玉初次见到贾母，被问到如何调养身体，她说最近在吃"人参养荣丸"。这是一种由人参、当归、熟地、黄芪等十余味中药组成的处方，具有温补气血的作用。但鉴于黛玉所患肺结核，常出现咳嗽无力、气短声低、午后潮热、颧红盗汗等气阴两虚表现。此时需辨证治以益气养阴之法，可用保真汤或者生脉饮等含有黄芪、人参等补气药味，以及麦冬、熟地等养阴药味的处方。当出现喘息少气、面浮肢肿、形寒肢冷、心慌唇紫、大肉尽脱等阴阳两虚的表现，这时候需要阴阳并补，可选用补天大造丸或地黄饮子等处方。

第二，扶正需要把握好"度"。有道是"气有余便是火。"当补气补过头了，不仅达不到养生防病的效果，反而对人体有害。即便是千年人参，也不能天天吃啊，即所谓过犹不及。

第三，道高一尺，魔高一丈。人这边扶正要有度，但邪气可是不讲武德的。黛玉从小开始补药不离身，心、肝、脾、肺、肾轮着补，最终还是抵不过病魔，正是因为邪气太盛，各类补药也仅能苟延岁月。肿瘤更是如此，从这个意义上，不难理解为什么用饥饿疗法"饿死肿瘤"是行不通的。而中医认为，肿瘤的形成与痰浊、瘀血相关，而痰浊、瘀血阻滞气机、血脉，又会导致新的痰瘀，回旋往复，无穷无尽了。因此，除了扶植正气以外，还需要适当配合祛邪。

祛邪有法

虽然不少肿瘤患者总觉得应该吃些进补的药物，但实际上纯虚无实的患者比较少见，大部分患者可能既有正气不足，又有邪气积聚。

比如在岭南地区，脾虚湿盛体质尤为常见，有的患者感觉平时比较累，就拿家里的高丽参想补一下。殊不知她还有大便溏薄、食少纳呆、头重昏蒙、舌苔白腻等痰湿证的表现。这时候如果只吃人参、黄芪一类，只会越补越滞，气机失和，运化不利，不仅浪费了贵重药材，还徒增身体不适。对于这一点，清代有位叫徐灵胎的名医更是愤慨，他对当时一些医生和患者，动辄用人参来邀功避罪的行为嗤之以鼻。那些医生可能内心想的是："我都用上最贵重的人参了，还治不好只能是天意了。"这其实是一种无能和懒惰。

而且，一些祛邪的药物只要运用得当，有助于更好地发挥扶正药物的功效。比如四君子汤是著名的补气方，里面使用的茯苓具有利水渗湿的作用。当与其他补气药联合使用时，茯苓运化水湿的作用可以避免痰湿积聚、阻碍脾胃，有助于增强健脾补气之功。同理，补血的四君子汤里加入了活血的川芎，有助于血脉运行，以免一味养血、壅滞脉络。

当正气充实，但邪气仍存的时候，就可以放心祛邪，即所谓"实者泻之"。

但什么时候扶正，什么时候祛邪，是一个很重要的问题。明代有位太医院院使（相当于院长）名叫薛己，他治疗乳岩（即乳腺癌）主张益气养血、扶助正气，慎防行气攻伐。有一次他为一位乳腺癌患者诊治，给患者开了益气养荣汤，处方组成主要是黄芪、当归等补气养血的药物。但这位患者想着：这样慢慢补气血，得治到什么时候？于是患者自己找了些行气的药方来吃，怎料状态越来越差，最终不治。

对此，林毅教授主张"时时扶正，适时祛邪"。所谓"时时扶正"，就是把扶正贯穿到乳腺癌治疗的始终。在多种扶正方法里，林教授尤其强调健脾补肾。脾为后天之本，气血生化之源，肾为先天之精，真阴、真阳之所藏，故扶正重在脾肾。"水为万物之元，土为万物之母，二脏安和，一身皆治，百病不生。"林老认为脾肾本脏不足直接影响相关脏腑，气血虚衰必终将累及脾肾，故在乳腺癌复发转移的防治中培补脾肾为重中之重，并确立健脾补肾为扶正的基本法则。从而使正气得固、正胜邪退，提高机体免疫功能，力保气血、阴阳、脏腑之平衡，"养正积自消"，预防与延缓肿瘤的复发转移。

而"适时祛邪"就是在扶植正气的基础上，选择合适的时机进行祛邪，林老主张选用祛邪不伤正之品，"祛邪助瘤除"，使邪去正安。祛邪的时机，主要在于疾病巩固期和中晚期，针对常见的痰湿、瘀毒等病理因素，当正气较强，邪气亦盛时，以祛邪为主；若正气较弱，邪气仍深，则攻补兼施；如果正气衰微，则纯补无攻。

（文灼彬　司徒红林）

第十二节

复发转移难以治愈?
跟死神讨价还价

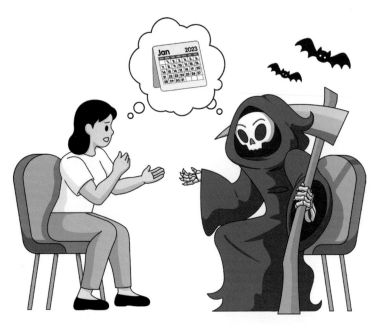

图 3-13

"晚期乳腺癌的治疗目标是减轻痛苦、改善生活质量,带瘤生存。"

林毅

乳腺癌一旦复发转移被认为是难以治愈的。不少乳腺癌患者常常担惊受怕，仿佛达摩克利斯之剑一直悬在头上。数据显示，即便是在早期发现的乳腺癌患者中，仍有 30% 可能最终进展为晚期，而晚期乳腺癌中位生存期仅为 2～3 年，令人如坐针毡、惶惶不安。

为什么有的乳腺癌患者没有复发，有的却复发了呢？仅仅用"倒霉"可以解释吗？

关于这个问题，主要有几个方面的原因。

首先是乳腺癌本身生物学特性的问题，类型不同，"性格"各异。有些乳腺癌"性格"比较糟糕，恶性程度较高，如三阴性乳腺癌，五年无病生存率约为 80%，明显低于其他类型乳腺癌。或者有一些乳腺癌并不是只有一种，而是多种不同类别的乳腺癌混杂在一起，而病理切片或因这种异质性没有被发现。导致后续在制订治疗方案时，有些问题没有被充分考虑到。

其次，人体正气不足。正气起到防病御邪的作用，如饮食不节，嗜食生冷、油腻煎炸，损伤脾胃；或长期负面情绪影响，熬夜伤肝，房劳伤肾，势必削弱人体抗病能力。此外，如已有各类影响脏腑功能的基础疾病，使得内环境失衡、正气受损，亦可能增加乳腺癌复发转移的风险。

最后，治疗不规范。越来越多证据表明，乳腺癌是一种全身性疾病，单纯把乳房的病灶切除是远远不够的。如果术后未接受规范的化疗、内分泌治疗、靶向治疗等全身系统治疗，复发的风险将会大大提高。

❀ 如何减少复发

乳腺癌本身的生物学特点我们无法改变，但仍有一些方面，可以通过努力，从而减少复发转移的风险。

1. 坚持用药、规范治疗　不少患者由于害怕化疗、放疗等治疗导致的不良反应，而拒绝接受相关治疗。但正如罗斯福所说："我们真正需要恐惧的是恐惧本身。"大部分时候，肿瘤综合治疗的不良反应可防可控，尤其是在中医药的协同治疗下，往往能起到减毒增效的作用。

2. 巩固人体正气　乳腺癌自始至终表现为一系列正气为肿瘤所消耗的过程，不断加重正虚之证候，以致抗邪与内稳能力下降，肿瘤扩散，疾病进展，最终发生多处转移、脏器衰竭。"正气存内，邪不可干。"人体正气与肝、脾、肾三脏关系尤为密切，而当肝、脾、肾功能出现问题时，可出现如神疲乏力、情绪不良、胃口不好、睡眠欠佳、畏寒怕冷或潮热汗出等一系列表现。这时候应及早干预，调整脏腑功能，可望阻断或延缓复发转移的发生。

3. 定期复查　乳腺癌经过手术、放化疗等系统治疗后，犹如机器经历了修理，总算过了一关。此时，只能算初战告捷，其后还有很长的路要走。随访复查具有不可替代的价值，有利于及时了解病情变化，为治疗方案的合理评价与调整提供了依据。乳腺癌的复发转移，并不是一下子就能遍及全身的，而是有一个增殖发展的过程。对于一些早期发现的、孤立的局部复发患者，仍然有机会通过手术等治疗手段，争取临床治愈。即便是转移的患者，如果能在转移的早期发现，这时候体内只有孤立的转移病灶，部分患者仍有潜在的治愈可能。宋美龄1967年赴美国接受乳腺癌手术，术后很快就复发了。但得益于早期发现及时接受规范治疗，后来没有再复发，并活到了106岁。

❀ 与死神讨价还价

人生不如意，十常八九。有时候能做的都做了，仍难逃复发转移的命运。不少人可能一下子就萎靡不振了。

但越是这种时候，越应该树立坚定的信心。不只是因为正向情绪对机体免疫有帮助，而且确实有一些给人以信心的依据。比如，一些及时发现的孤立的转移灶，如果能切除干净，仍然有潜在的治愈可能。

或者如果是首诊晚期的患者，由于之前没有接受过任何治疗，可选的干预措施相对较多，一些患者对药物治疗反应很好，达到了迅速缩小病灶的效果。

又或是单纯骨转移的患者，比起合并内脏转移，生存期也会相对更长。

通过获取这类信息，抱有希望和期许，可以帮助患者度过一些灰暗的时光。

这当然不是毫无意义的。在这场与死神的对决中，复发转移虽然意味着能出的牌已经不多了，但患者仍保有一丝曙光——时间。而时间的潜力是无限的。

2009 年，41 岁的 Melinda Bachini 被确诊为胆管癌。这类肿瘤恶性程度相当高，术后仅仅 3 个月，就出现了双肺多发转移。她的身体每况愈下，但化疗一度帮助她稳定病情，让她等到了 2012 年，加入了肿瘤浸润淋巴细胞（TILs）试验。TILs 让 Melinda 体内的肿瘤缩小了大半，并又为她争取了数年时间。随后她接受了免疫检查点抑制剂，最终把体内肿瘤消灭。如今，Melinda 已活过 14 年。

如果一出现转移，Melinda 就自我放弃，不再积极治疗，就不会有后续柳暗花明又一村的故事了。

虽然有时候希望只是黑暗中的一缕微光。但更多时候，希望是一种内心状态，是人间至善。心若向阳，一路生花。

❀ 在扶正与祛邪之间起舞

林毅教授治疗晚期乳腺癌，强调扶正和祛邪的动态平衡。晚期乳腺癌的治疗是一场人体正气与肿瘤的长跑。我们可以给肿瘤设置一些障碍，让它跑慢一点，但有时候障碍太多了一不留神也会将正气绊倒，就像一些攻邪药物使用不当可能会损伤人体正气。同样，也可以多设置一些补给站，让正气得到休息，但休息太多可能会被对方甩开了，因此也不能一味补虚。

一般而言，刚刚发现转移时，人体正气亏虚尚不明显，不少人可能没有特殊不适，这时候林毅教授在兼顾扶正基础上，更偏重祛邪，常用白芥子、莱菔子、僵蚕、全蝎等涤痰攻毒的药味，使邪去正安。到了终末期，出现形体消瘦、乏力气短、目睛外凸等正气耗损的恶病质表现时，重用攻邪药已于事无补，反而更伤正气。此时治疗以补气养精血为主，多选用黄芪、党参、五指毛桃、太子参、当归、龙眼肉、大枣、鹿角胶等，待正气渐复，如此方可挽回一线生机。在实际应用中，两者不是截然分开的，而是扶正祛邪兼顾，祛邪时不忘扶正，扶正为主时亦适当祛邪。

曾有一位 30 多岁的乳腺癌患者，术后 1 年左右发现脑转移。由于不能耐受放化疗的毒副反应，她拒绝再接受西医治疗。

林毅教授认为，乳腺癌脑转移主要是痰湿和瘀血上蒙脑窍所致，主张采用涤痰祛瘀的方法进行治疗，并为她开处了健脾益气和胃、降气涤痰通络的中药方。经过治疗，患者颅内转移灶奇迹般明显缩小，至今生活与常人无异。

除了服药，还可以配合艾灸脾俞、丰隆、阴陵泉等穴位。采用艾条悬灸，每天 2 次，每次 5～10 分钟，以皮肤稍起红晕为度，可起温运脾胃、化痰除湿的作用。此外，习练"女性养生导引功"，有助于疏通经络、运行气血、减少瘀血停滞，亦有养生防病的功效。

（文灼彬　司徒红林）

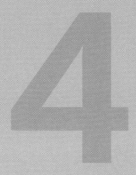

第四章

调养篇

第一节
时间的礼物

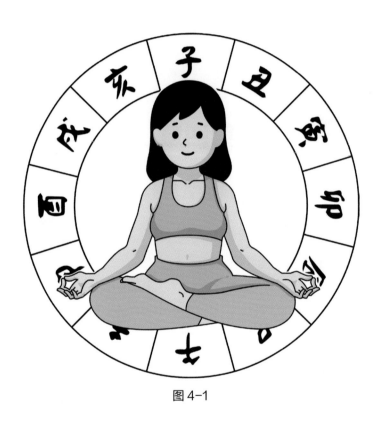

图 4-1

"顺应天时，在正确的时间，做正确的事情，好好吃饭，好好睡觉，供养好我们的先天真元。"

林毅

2017 年诺贝尔生理或医学奖获奖人为杰弗里·霍尔等三人，获奖理由是他们发现了"调控昼夜节律的分子机制"，使时间医学得到世人关注。

"日出而作，日落而息。"是人们对时间医学的朴素认知。实际上时间医学的内涵非常朴实，细读相关研究，可能会发现一些研究结论与"妈妈的嘱咐"如出一辙。

1. **不要熬夜**　研究表明，长时间夜班工作会增加乳腺癌的发病风险，而且夜班时间越长，风险越大。夜班工作超过 30 年的女性，乳腺癌发病风险比普通人群高 36%。

2. **不要开灯睡觉**　夜间照明强的地方，乳腺癌发病风险更高，机制可能与光照减少体内褪黑素产生相关。

3. **晚上别玩手机**　电子产品发出的蓝光，足以影响褪黑素产生。

4. **不吃夜宵**　法国一项研究显示，习惯在晚上 9:30 以后进食的人群，乳腺癌风险比普通人群高 48%。

可能您会说，这些道理我从小就懂了。

确实是的，就像苹果从树上掉落一样。但科学的意义就在于，把人们耳熟能详、司空见惯的一些现象背后的规律挖掘出来，并利用好这些规律为健康护航。

基于此，研究者进一步发现，一些化疗药物在不同时段使用，疗效会有所区别。比如，5-氟尿嘧啶、奥沙利铂、顺铂等，在一天中的特定时间给药，均显示出效果更好、毒性更小。

与之相对应，中医关于时间医学的规律认识更早。《黄帝内经》指出，"人与天地相参，与日月相应也""从阴阳则生，逆之则死，从之则治，逆之则乱"，并形成了天人相应、因时制宜、子午流注、五运六气等理论体系。人生活于天地阴阳的万千变化之中，就自然界的变化而言，对人影响最大的莫过于四季交替及晨昏变更。

◈ 四季

林老十分重视四季养生防病，自然界春生、夏长、秋收、冬藏，而人也须顺应生、长、收、藏的特点，调整衣食起居，慎避虚邪，方能强身健体、延年益寿。

四季怎么养生（表4-1）？

比如春季，万物复苏，呈现出一片生机盎然的景象。在此自然环境下，人们心理情绪上应乐观开怀，避免抑郁；随太阳升起时起床，适当春捂，保护阳气；饮食上宜多吃辛甘化阳的食物，如米饭、大枣、牛肉、葵（冬葵）属甘味，黄黍、桃、鸡、葱属辛味，可以适当增加食用。

表4-1　四季养生要点

	春	夏	秋	冬
精神	乐观开怀,行歌舞风		心志安宁,收敛神气	
起居	夜卧早起 春捂:穿衣下厚 上薄	夜卧早起 避暑纳凉	早睡早起 秋凉:添衣宜缓	早睡晚起 及时添衣
饮食	辛甘助阳 如:米饭、大枣、 牛肉、葵(冬 葵),黄黍、桃、 鸡、葱	苦甘清补 如:瓜、菜、鸭、 粳米、牛肉、葵、 大枣、麦、薤、杏	酸收润燥 如:芝麻、粳米、 蜂蜜、枇杷、乳 品,百合、石斛	养阴潜阳 如:谷类、羊肉、 鳖、龟、木耳

这里"适度"很重要,比如说春捂,总不能棉衣、羽绒捂出痱子吧?米饭吃太多了也会胃肠积滞,所以要把握好度。

❀ 时辰

不少人都得过感冒。感冒时人可能会觉得,白天尤其是中午那段时间,症状好像没那么严重;而到晚上症状就好像严重一些。

鼻炎的发作似乎也有规律,往往在清晨更容易发作。

这不是错觉。

中医学指出,人体的阳气随着昼夜交替,呈现出此消彼长的变化:早晨人体阳气开始生发,外邪衰退;中午前后阳气旺盛,抵御邪气，病情减轻；傍晚时阳气逐渐衰退，邪气生长，病情随之加剧；到了半夜，阳气在脏腑中收藏，外邪在机体中处于支配地位，病情严重。由此出现了"旦慧昼安，夕加夜甚"的病情变化规律。

在此基础上，古代中医圣贤进一步发现一天中的十二时辰与人体十二经络有对应关系，道法自然，为养生防病提供了指导（图4-2）。

子时（23:00—01:00）为胆经当令。此时阴极阳生，入睡以养护阳气。

丑时（01:00—03:00）为肝经当令。"人卧血归于肝"，此时应当熟睡以养肝。

寅时（03:00—05:00）为肺经当令。原有肺系疾病如哮喘、慢阻肺等容易发作。

卯时（05:00—07:00）为大肠经当令。晨起，大肠主传化糟粕，宜适量饮水并排便。

辰时（07:00—09:00）为胃经当令。胃主受纳，宜在此时吃早餐，并且要吃好。

巳时（09:00—11:00）为脾经当令。脾转输水谷，化生气血，此时人的精力最为旺盛，应潜心工作、学习。

午时（11:00—13:00）为心经当令。此时阳极阴生，午餐后午休可静养阴血，养心安神。

酉时（17:00—19:00）为肾经当令。肾为先天之本，按时晚餐以助"后天养先天"。

亥时（21:00—23:00）为三焦经当令。"亥时三焦通百脉"，此时沐足温养百脉，亦可助眠。

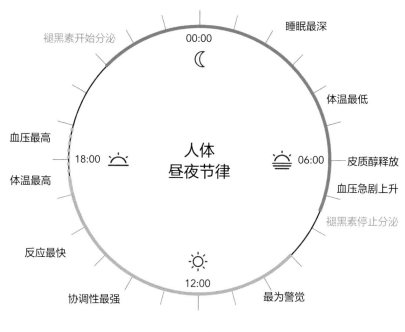

图 4-2　人体昼夜节律

只有顺应自然，生活有规律，得天地滋养，以自然之道养自然之身，方能达到寿而康之目的。

对于乳腺癌患者，还可以运用这一规律指导用药。清代名医徐灵胎认为，给药时间"早暮不合其时……不惟无益，反能有害。"林老临证十分重视根据各个药物的药性特点、人体生理活动的昼夜节律，综合考虑选择最佳给药时间，才能更好地发挥药效。

如健脾益气的中药，应在巳时（09:00—11:00）脾经当令的时候服用；补肾生髓的中药，应该在酉时（17:00—19:00）肾经当令的时候服用，可以达到更好的效果。

（杜钰宜　文灼彬　司徒红林）

第二节
眼花缭乱的补药怎么选

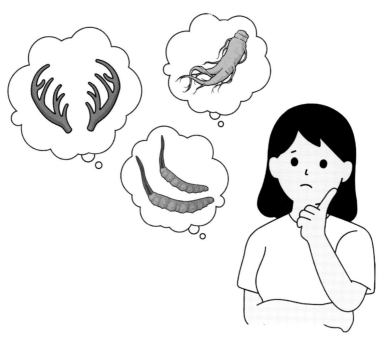

图4-3

"善服药者，不如善保养；补药使用不当，堪比毒药。"

林毅

"家里的补药能不能吃？"

随着人们生活水平的提高，养生保健意识不断增强，各式各样的补药已走入千家万户，关于补药的问题也越来越多。

那么人们口中的"补药"到底有哪些？吃还是不吃？怎么吃？

✿ 补药的历史

人们使用补药的习惯由来已久。但实际上，比起可以追溯到先秦时期的中医药，补药的历史仍显得年轻。直到明清时期，使用补药才真正形成社会风潮。在此之前，古代帝王追求长生不老，主要依赖的还是炼丹术。东晋时期，广东的罗浮山有一位人们至今耳熟能详的医家——葛洪，同时也是著名的炼丹术士。

补药要形成社会风潮，是需要一定条件的。

一方面，明清时期人们物质生活较前有了明显提高。简单来说，人们有钱，愿意消费了，才会有商人愿意把长白山的人参、南洋的燕窝、大西北的冬虫夏草运到中原来卖。以人参为例，清代人参消费量最大的地方，正是富庶的江南一带。

另一方面，不同医学流派的纷争促进了补药的消费。

怎么说？

在金元时期，中医学出现了百家争鸣的局面，其中主张使用猛药攻邪的"攻邪派"，和主张使用寒凉药物的"寒凉派"都得到了较大发展。然而，过用寒凉、攻邪损伤人体正气，导致随后出现学术上的纠偏。虚者补之，损者益之，明代医家多倾向使用温补药，随即形成了"温补派"。

由于矫枉过正，以致补药应用泛滥，后世又对这种滥用温补的倾向拨乱反正。但社会风潮已经形成，并延续至今。

◈ 补药有哪些

何谓补药？总体而言，具有补虚扶正作用、治疗人体虚损证候的，都可以称作补药。各类补药繁多，仅记录在《中药学》教材中"补虚药"门类的就超过 60 种，要是算上其他类别、同时具有补益功效的中药，就更多了。

这么多的补益药物如何分门别类呢？一般以"气血阴阳"为纲目，可分为补气药、补血药、补阴药、补阳药。

也许，你可能认为补益药是这样分的（表 4-2-1），一味药对应一种补益功能。但与下表（表 4-2-2）对比可知，实际上一种药物可能有多种补益功能。

表 4-2-1　大众以为的补药分类

阳	气	阴	血
A	B	C	D
E	F	G	H

但由于许多药物具有交叉补益之功，因此实际上是这样的（表4-2-2）。

表 4-2-2　实际上的补药分类

阳	气	阴	血
鹿茸	黄芪	熟地黄	
巴戟天	黄精		当归
海马	人参	白芍	
覆盆子	党参	麦冬	丹参
淫羊藿	白术	阿胶	
补骨脂	山药	桑葚	
益智仁	大枣	石斛	大枣
肉苁蓉	龙眼肉	玉竹	龙眼肉
冬虫夏草		鸡血藤	

❀ 合适的才是最好的

不是每个人都适合吃补药，也没有一种补药适合所有人。

"是药三分毒"，补药也不例外。这里"三分毒"既包括药物的毒性，也包括药物的偏性。所谓偏性，是指药物的寒、热、温、凉等特性。如果使用不当，就可能出现火上浇油、抱薪救火的不良后果。

比如年轻人身体壮实，没有什么不舒服，却服用了补肾壮阳的药物，可能导致火热证的发生；或如岭南地区气候湿热，湿困脾胃，又有饮用凉茶的习惯，寒凉伤脾胃，导致胃口不佳、倦怠乏力等脾虚痰湿的表现，若服用补药不当，反而增加脾胃负担。

此外，贵药≠好药。贵重如冬虫夏草，补血的功效可能不如大枣。从经济学角度，有不少补药的价格与药效关系可能不大，而跟供求关系可能更加密切。

因此，准确判断自己的体质，补药须运用得当，才能充分发挥补药之效。建议在医生指导下，选择合适的药物。

林毅教授治疗乳腺病，强调用药尚要根据女性的生理特点而遣方用药。妇人属阴，以血为本，以肝肾为先天，并有经、孕、产、乳的生理过程，且体质娇嫩，不堪药物之偏颇。依据个体情况确需补益扶正时，主张选药以平和为贵，讲究配伍法度、补而不腻、温而不燥、凉而不寒、滋阴配阳、补阳顾阴、补中有化、化中有补的用药原则。

✿ 补药的宜忌

1. 宜依时进补　《黄帝内经》指出，"人与天地相参，与日月相应"。人生活于阴阳的万千变化之中。就自然界的阴阳变化而言，对人影响最大的莫过于四季交替及晨昏的变更，人体也应适应这一点。按中医理论就是要做到顺节气、顺时辰来养生、防病、健体。

"春夏养阳，秋冬养阴。"春夏季节阳气生发之时，可适当选用人参、黄芪、五指毛桃、杜仲等以升举清阳；秋冬季节寒燥之时，可酌情选用何首乌、阿胶、枸杞子等补益阴血。

子午流注理论认为，人身之气血周流出入皆有定时，血气应时而至为盛，过时而去为衰；逢时而开，过时为阖。如脾虚使用黄芪、人参、大枣、淮山药、龙眼肉等以健脾益气时，可选择在上午9—11点巳时服用；肾虚使用冬虫夏草、鹿茸、龟甲、鳖甲、枸杞子等以补益肾精时，可选择在下午5—7时酉时服药，按此原则用药可达事半功倍的效果。

2. 宜佐理气消滞之品　"虚者补之"是千古不易之法，但须补而不滞，才能充分发挥补药之效，达到调治的目的。温补阳气应避免气滞壅塞，益精填髓应防止滋腻碍脾。纯补、峻补，虚损之脏常难使之运化，故在治疗时常佐消滞药于补剂方中，令补药补人体之虚，消药消补药之滞，异曲同工，各尽其妙。就像再好的黑土地仍需要蚯蚓疏松泥土，如六君子汤就是在健脾益气的四君子汤基础上加上理气、和胃、化痰的陈皮、半夏而成。日常使用中在林老"补不宜滞，灵活通变"的思想指导下，可在黄芪、党参、太子参、大枣等补气药中配伍陈皮，当归、阿胶、龙眼肉等养血剂中少佐稻芽、麦芽，石斛、枸杞子、桑椹子、龟甲等滋阴药中酌加砂仁等，补而不腻。配伍得当，可达锦上添花之效。

3. 宜阴阳互根互用　明代医家张景岳提出："善补阳者，必于阴中求阳，则阳得阴助而生化无穷；善补阴者，必于阳中求阴，则阴得阳升而泉源不竭。"临床上，气血阴阳互根互用：血虚者常伴气虚，气虚甚者可致阳虚，阴虚又常夹血虚……因此临床使用补益药宜兼顾考虑。若血虚者同时伴疲倦、乏力等气虚表现，可在当归、何首乌等补血基础上加用黄芪、党参等益气生血；若气虚者同时伴畏寒怕冷等阳虚表现，可在黄芪、人参等补气基础上适当配伍肉桂、干姜等振奋阳气。临床还可因证、因人灵活加减化裁，可在补阳中适当配伍玉竹、沙参、枸杞子等补阴药，取阴药的滋润以制阳药的温燥，目的在于补阳不伤阴，补阴以涵阳，使阳气得以滋养而生化无穷；或在补阴药中适当配伍肉苁蓉、菟丝子、益智仁等补阳药，温煦之品可防阴凝不化，则其生化之力蓬勃。从而达到从阴引阳、从阳引阴、阴阳协调的目的，有助于提高疗效。

4. 宜煎煮得当　清代医家徐大椿提出："补益滋腻之药，宜多煎，取其熟而停蓄。"意即补药的煎煮时间可以相对长一些。可先用冷水将药浸泡 20 分钟后再煎。煎药时先用大火煮沸，再用小火煎熬 30 分钟左右，而厚味滋补药宜慢火久煎，使药中的有效成分更多地释出。建议每剂中药水煎 2 次，每日分 2 次温服。两次煎煮比一次长时间煎药得到的有效成分更多。通常第一次煎熬 30～35 分钟，第 2 次煎煮 20～25 分钟。中药煎好后，须及时倒出药汁，以免药液成分被药渣吸附。一些价格较贵的药材，例如高丽参、鹿茸等，亦可单独另外煎煮，再将药汁与其他药材煎出的药汤兑在一起服用，或选择研末冲兑服，以避免药性的损失。阿胶、鹿角胶等胶类药容易粘锅，需要另外敲碎后隔水炖溶，即烊化。此外，补益药空腹食用，可避免进食影响药物吸收，增加药效。

5. **忌闭门留寇**　所谓闭门留寇，就是在出现感冒等由于外部邪气引发疾病的时候，如果体虚之人继续贸然进补，可能导致外邪难以驱散，甚至助长外邪气焰，使疾病迁延难愈，原有的症状也可能因为正邪交争更加激烈而加重。"急则治其标"，即使是对于一些平时身体较为虚弱之人或老年人或肿瘤患者，在治疗感冒时应选择祛邪不伤正之品，中病即止。必要时辅以平补之药，助邪外出。万不可纯用补药，以免闭门留寇。因此如果在服用补益药物期间出现外感疾病，应暂停正在服用的补药，待外感痊愈后，在医生的指导下调补。

6. **忌痰湿食滞**　岭南地区湿气瘴重，脾虚痰湿体质之人最为常见，多表现为体形肥胖、腹部肥满、胸闷痰多、易感困倦、身体沉重、头面出油多、大便黏烂等；观其舌常见舌色淡、舌形胖大有齿痕、苔白腻。脾虚运化失常，升降不利，可致食积内阻、消化不良，出现食欲减退、口气臭秽、大便酸腐等不适。因此，不能因为感觉疲倦就草率地认为是纯虚，继而自行进补，却忽略了尚有体内湿邪黏滞作怪。此时若盲目进补，很可能进一步加重痰湿、食滞的程度而愈感不适。

7. 忌真实假虚　真实假虚亦称为"大实有羸状"，是指病邪盛实，反现虚弱的假象。这种情况常出现在病情比较严重的阶段，如热结胃肠，痰食壅滞，大积大聚，致使经络阻滞，气血不能外达，而见身寒肢冷、目睛昏花。此时如果观其表象误判为阳虚，妄行补益，只会加重热结痰滞，于事无益。

8. 忌妄行补益　"上古之人，其知道者，法于阴阳，和于术数，食饮有节，起居有常，不妄作劳，故能形与神俱，而尽终其天年，度百岁乃去。"这是《黄帝内经》所载养生之法，显然没有补药什么事。其实，古人认为在养生方面，保持良好的生活习惯，顺应天地自然规律更为重要。补药仅用于体虚之时，常人平日没有必要时时服用补药，否则可能过犹不及；而对于脾胃虚弱、消化不良的人来说，过度使用补药，尤其是像阿胶、熟地黄等性质黏腻的药物，是难以吸收运化的，药物也就自然不能起到应有的疗效，此为"虚不受补"。

（杜钰宜　文灼彬　司徒红林）

第三节
乳腺癌患者吃什么

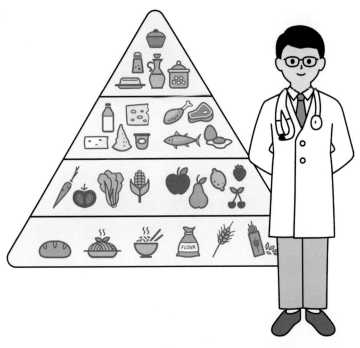

图4-4

> "大道至简，繁者，人心也。越接近本质的东西，反而越简单。合理均衡的饮食才是最健康的。"
>
> 林毅

相传，每 100 名患者里有 101 个会问吃什么的问题。乳腺癌患者自然不能免俗。所谓"民以食为天"，这节就说说各种吃与不吃的事。

❀ "发物"不能碰吗

"发物"在权威医学教科书和期刊杂志上，尚无确切的定义。"发物"其实是一种民间说法，一般指患病期间服药、病后调理、日常生活的进食过程中，因饮食不当而诱发某种病症、继发新病或者妨碍治疗的一类食物。说起"发物"，几乎家里长辈都能如数家珍般地说出几种："牛羊肉不能吃，鸡蛋、海鲜不能吃……"其实，这是有历史渊源的。

清代医家赵濂在《医门补要》中，详列他理解的"发物"，涵盖甚广："如牛羊肉、鱼、蟹、虾、蚌、鸡、鸭、海味、猪首、王瓜、芥菜、芹菜、茄子、番瓜、扁豆、红菜头、菠菜、芋头、芫荽、菌子、香蕈、金针、赤豆、竹笋、豆腐、面食、豆粉、面筋、鸭蛋、乌豇豆各味。"乍看涵盖了许多食材。尤其是常见肉类中，似乎除了猪肉已然没什么可以吃了，而且猪头肉也不行，甚至一些蔬菜也不能幸免。实际上除了赵濂先生提到的这些，各派医家都曾提出不少禁忌的"发物"，有人统计过，达 80 种之多。

这些"发物"真的不能吃吗？什么情况下不适宜吃？

其实，古代说的"发物"禁忌，主要是针对疮疡类疾病，相当于蜂窝织炎、疔疮痈疖等浅表和深部感染性疾病。对此，《黄帝内经》记载有："病热少愈，食肉则复，多食则遗，此其禁也。"就是指一些发热性疾病向愈的时候，如果进食肉食，容易出现病情反复；如果吃得过多，还可能导致病情缠绵难愈。究其原因，可能是因为热病患者消化功能差，吃肉食加重脾胃负担，运化不利，升降失常，导致邪气留恋，由此出现疾病反复。此外，"发物"中有不少刺激性食物如芫荽、竹笋、芋头等，以及海鲜等异种蛋白，可能会引发过敏反应，出现皮疹、瘙痒、红肿等表现。

肿瘤既不是过敏性疾病，也非传统意义上的疮疡肿毒。你可能已经发现了，这些"发物"似乎都跟乳腺癌没什么关系啊。

很明显，这些动物性食物、蔬菜等含有丰富的营养。过分忌食发物显然不利于平衡营养，会降低患者的抵抗力，不利于患者耐受手术、放疗和化疗等。

实际上，许多所谓的"发物"如果使用得当，对乳腺癌患者的康复是有很好帮助的。对于乳腺癌术后、化疗后等精气血不足的患者，适当食用甘温、甘平的鸭肉、鸡肉、鱼等有助于养血益精。当出现血虚寒袭、小腹冷痛时，用羊肉配合当归、生姜，组成医圣张仲景特制的当归生姜羊肉汤，有温中补血、散寒止痛的妙用。

但是，过食肥甘厚味，会增加脾胃负担，对人体抗病能力造成不良影响。根据个人体质以及季节气候，只要把握好度，均衡饮食，适当食用"发物"是没有问题的。

❀ 素食最健康？肿瘤可不是"吃素"的

近年来，素食主义似乎越来越多地得到现代人的认可。尤其是一些研究表示，素食者乳腺癌发生率相对较低，并认为这可能与素食者体内雌激素水平较低有关，更加鼓舞了素食的风潮。但这些研究往往忽视了除饮食以外的其他影响因素，比如素食者往往更规律运动、更规律作息等健康的生活方式。在 2017 年一项纳入 68 万例患者的研究中，明确表示素食者与非素食者的乳腺癌发生风险没有明显差异。研究同时指出，目前没有证据支持，"不吃某一种蛋白对人体健康有好处"这样的论调。

一个不争的事实是，一些人体必需的营养素在肉类中含量较高，而在植物中含量相对较低。素食者可能更容易出现部分营养素的缺乏，如维生素 B_{12}、钙、维生素 D、锌及铁等。有学者观察到，在一些地区，人们由于经济原因不得不素食时，缺铁性贫血的发生率明显提高，所以素食容易导致人体营养失衡、机体免疫力下降。

因此，对于乳腺癌患者如果只是出于健康考虑，完全没有必要进行素食。

❀ 乳腺癌患者怎么吃

《黄帝内经》指出："五谷为养，五果为助，五畜为益，五菜为充，气味合而服之，以补精益气。"也就是说，谷物、瓜果、蔬菜、肉类等各种食物营养成分各不相同，没有一种食物能供给身体所需的全部营养素。因此，每日膳食必须有多种食物合理搭配，才能满足人体对各种营养素的需求，达到养生保健、预防疾病目的。

如何合理选用呢？药王孙思邈提出："肝病宜食麻、犬肉、李、韭；心病宜食麦、羊肉、杏、薤；脾病宜食稗米、牛肉、枣、葵；肺病宜食黄黍、鸡肉、桃、葱；肾病宜食大豆黄卷、豕肉（猪肉）、栗、藿。"在五脏病中，都有相应的谷、肉、果、菜与之相对应，由此可见古人对均衡饮食早有认识。

现代倡导的地中海饮食是健康饮食的代表模式。地中海饮食提倡较多食用全谷物、水果和蔬菜，适度食用乳制品、家禽和鱼类，减少摄入红肉和糖果。这与《中国居民膳食指南》的建议非常相似，符合中医对于均衡饮食的理解。

"谷肉果菜，食养尽之，无使过之，伤其正也。"所以乳腺癌患者，也不能挑食哦！

（谭世珺　许青青　司徒红林）

第四节
动起来，更精彩

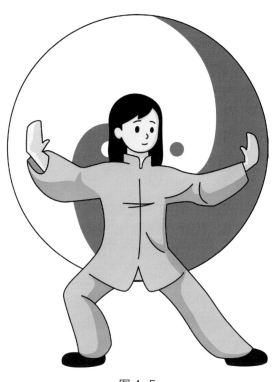

图4-5

"持之以恒，常做导引功，可达运行气血、疏通经络、平衡脏腑、燮理阴阳之功。"

林毅

苏格拉底说："身体的健康因静止不动而破坏，因运动练习而长期保持。"

生命在于运动，只有动起来，生命的火焰才会持续旺盛。

那么，肿瘤患者也应该这样吗？

答案是肯定的。但不少乳腺癌患者仍放不开手脚，自认身体素质欠佳、体能不够，没有办法运动。其实，第一个要过的就是心理关。

❀ 生命在于运动还是在于静止

纵然运动的理由数不胜数，不愿意运动者只需要一个理由：生命在于静止。

提出生命在于静止的往往会举出乌龟高寿的例子，但比乌龟更慢的树懒平均寿命只有 12 年，这些动物界的特例自然不能推广到人类中。

不只健康人需要运动，肿瘤患者更需要运动。

美国著名的大法官金斯伯格就是一位受益于运动的癌症患者。她在 1999 年罹患直肠癌后仍坚持运动，平板支撑、深蹲及俯卧撑是她强身健体的方法。正是有了强健的体魄，她得以与癌症不懈斗争，从容地应对生活，并坚持工作 20 多年。2020 年金斯伯格去世后，她的私人教练、退役军人约翰逊在国会山举行的告别仪式上，以三个标准俯卧撑向她表达敬意和告别。

运动不只有益于身体健康，对心理疏导也大有帮助。林毅教授指出，人的焦虑、抑郁往往与肝气不舒关系密切。运动具有调整人体气机升降出入的功效，不仅能缓解压力、改善各种不良情绪问题，还能提升人的认知能力。当人的身体和精神都因为运动锻炼变得更强壮时，无疑思维会更活跃，工作能力也会得到额外的提升。研究表明，坚持运动的乳腺癌患者，罹患焦虑和抑郁的风险更低，更少感受到疲劳，且生活质量更高。

所以，和运动来个约会吧，让运动成为生活的一部分，让身体动起来，在加速的心跳中，感受阳光的灿烂和身体的无限力量；在流淌的汗水中，击退消极，感受生命的璀璨和活力。

❀ 比起运动种类，运动强度和频率更重要

不少人对于运动种类有所纠结，但从健康的角度，只要选择自己喜欢的、能坚持的运动即可。就像20多岁的年轻人，如果让她练习太极拳，可能会觉得无趣不愿意坚持，那这项运动再好，也没什么帮助。

因此，依据个人喜好，可以跑步、打球、游泳，也可以骑自行车等，通过坚持让锻炼成为一种习惯。比起运动种类，运动强度和时间对乳腺癌患者的康复更有价值。

建议 65 岁以下女性，在身体状态允许的情况下，每周坚持大约 3 小时中强度运动或者 1 个半小时的高强度运动。

怎么判定运动强度呢？

一般而言，如果你在运动过程中能较为顺畅地说话、与同伴交流，但不能好好地唱一首歌，相当于中强度运动，如快走、慢跑、骑车、游泳、跳舞、羽毛球等都属于这类。而进行高强度运动时，人往往会气喘吁吁、上气不接下气，不能完整地说完一句话，比如跑步、快速游泳、竞赛球类运动等。

高强度运动所需时间只有中强度运动的一半。所以健康的运动习惯确实是可以"时间不够，强度来凑"的。

但高强度运动并不适合所有人。

近年来马拉松在我国越来越热门，加上多位企业家为之站台，俨然成为不少成功人士必备的运动技能。但你知道马拉松的起源吗？公元前 490 年，雅典和波斯在马拉松海边发生战役，雅典胜利后派士兵菲迪皮茨跑步回雅典传递喜报。但在跑了 42 公里抵达雅典宣告胜利后，菲迪皮茨力竭倒地，再也没有起来……

相比其他运动，马拉松无疑是高强度项目，也是高危项目，以至于如今的马拉松比赛，不仅需要在沿途站点设置抢救站，还需要有骑行的医护人员背着自动体外除颤器（AED）在赛道边巡视以防万一。即便如此，赛场上仍意外不断。2023 年 2 月，福布斯青年企业家 Pierre Lipton 在完成马拉松比赛后倒地猝死，年仅 26 岁。

唐代医家孙思邈有言："养性之道，常欲小劳，但莫大疲及强所不能堪耳。"意思是对于人体而言，运动量不宜过大。当运动强度超出人体承受范围时，不仅容易受伤，还可能发生各种意外事件，得不偿失。

❀ "内炼一口气，外炼筋骨皮"的导引气功

导引气功源自道家学说，主张养气，以提高人体的抗病能力，常见的如太极拳、八段锦、五禽戏等都属于这类。

精、气、神是人体的"三宝"，以中医理论为基础的导引气功动作设计多是围绕调精、运气、敛神展开的。通过形体运动，凝聚意念、调整呼吸，以运行气血，使经脉畅通、形神兼备、脏腑安和、百病不生。

在此基础上，林毅教授结合临床经验和女子生理、病理特点，创立了"女性养生导引功"。该功法设立了二十节，通过呼吸运动、意念运动与肢体运动（配合十二经络拍打、穴位按摩）三者有机结合，有助形、意、神的统一，达到行气活血、疏通经络、调整脏腑、调理阴阳之功，实现强身健体、保健乳房的目的。

手机扫描二维码
跟视频学练女性养生功

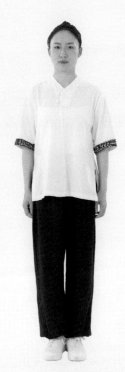

图 4-6　立式

1. 基本功法　立式（图 4-6）

身体保持直立，双腿和双脚并拢，精神饱满；头、颈、背端直，下颌微收，眼睛平视，嘴唇微闭，面带微笑；挺胸，收腹，提肛，膝盖绷直；双肩放松，保持水平，手臂自然下垂于身体两侧。

动作要领

站如松是最基本的站立姿势，良好的站姿是大方、挺拔、向上。

2. 静心调神功（图 4-7）

（1）双脚与肩同宽，手臂自然下垂于身体两侧。

（2）全身放松，并配合吸 - 停 - 呼的呼吸方法，吐浊纳清，在开始练功前静心放松 1 分钟。

动作要领

（1）站立时须保持头颈端直，以保

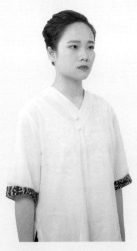

图 4-7　静心调神功

经脉通畅；但不要硬挺，变得僵直呆板，以免阻碍经脉的畅通。

（2）放松的方法是双肩下沉，双目垂帘，意守丹田。

（3）吸气，感受气体由鼻腔吸入，经由咽喉、气管、肺、胃，直达腹部，充满清气至腹部隆起。缓慢吐气，感觉气体由腹部经胃、肺、气管、咽喉至鼻腔，缓慢将浊气排出体外，至腹部内收。使浊气最大量地排出。

按语

《黄帝内经》："恬淡虚无，真气从之，精神内守，病安从来。"肝气郁结是乳腺病患者的发病之病因，因此，调节呼吸、调整意念有助于调节脏腑功能，起到乳腺保健与预防疾病的作用。肺为华盖之脏，对全身气机有重要的调节作用。通过深长的呼吸练习，使肺的呼吸均匀协调，不断地吐浊纳清，促进气体交换和物质代谢。全身放松有助于解除压力、稳定情绪，增强身体免疫功能。

3. 调补脾肾功（玉液还丹）（图 4-8）

（1）站立，调息。

（2）舌尖微顶上腭，至水津充满后即鼓漱于口中十二次，汩汩有声吞下，直至丹田。

《黄帝内经·素问·宣明五气篇》云："脾为涎，肾为唾。"肾为先天之本，脾为后天之本，唾液由脾肾所主，丹田为任脉所过，舌顶上腭，水津自生，直至丹田，引气归原，以奏补益先天、濡养后天、脾肾双补之功效。肾主藏精，脾主化生气血，有助于女性子宫、乳房正常发育，以及性活动、孕胎、产育等生理功能。

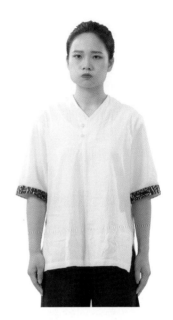

图 4-8　调补脾肾功

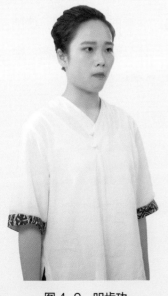

图 4-9　叩齿功

4. 叩齿功（叩罗千）（图 4-9）

（1）站立，调息。

（2）上下牙齿相对，有节律轻叩36 次。

动作要领

上下牙齿相对轻叩，注意节律，不可太快。

按语

中医学认为，乳房疾病与脾肾两脏密切相关。叩齿以健脾补肾，有助于保持乳房正常生理功能和预防乳病发生。

脾胃位于中焦，主运化，使津液正常分布于体内，在疏通三焦中起到枢纽的作用。脾胃损伤导致脾失运化、湿聚为痰、痰阻乳络，则发生乳病。而手阳明大肠经、足阳明胃经分别入上下齿中，足阳明胃经行贯乳中。因此，叩齿健脾，有利于吸收后天水谷之精气以濡养乳房，对乳房健康起到重要的作用。"肾主骨，齿为骨之余。"齿与骨同出一源，皆由肾精所充养。晨起叩齿，可行气活血、益肾固精。足少阴肾经上贯肝膈而与乳相连。叩齿补肾，对乳房发育与益寿延年可起到一定的促进作用。

5. 沐面功（图 4-10）

（1）站立，调息。

（2）双手对合搓擦 12 次。

（3）双手敷于面部，中指夹鼻两侧而上至前额，顺两侧面颊而下，滑过下颌又夹鼻而上，共按摩面部 6 次。

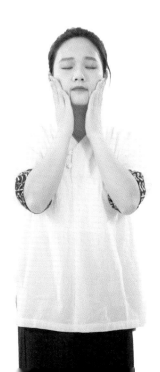

图 4-10　沐面功

（4）双手中指按揉太阳穴 3 圈。

（5）如此重复 3 次。

动作要领

（1）双手合掌快速搓擦 12 次或更多，至手部有温热感为度。

（2）双手干沐面，至面部温热为度。

（3）中指力度适中按压太阳穴。

按语

《黄帝内经·素问·痿论篇》云："十二经脉，三百六十五络，其血气皆上于面而走空窍。"心其华在面，心主血脉以营养全身，血下行为经，上行为乳。轻搓揉按面部具有舒筋活络、宣通气血的功效。气血旺且畅通不瘀滞可有助于预防乳病的发生。

本法依据中医经络学说理论，按摩面部的经络、腧穴和局部皮肤，疏通气血，舒筋活络，促进血液循环，促进面部的新陈代谢，促进血液循环，增强面部皮肤的弹性，延缓皮肤衰老松弛。

6. 双目健运功（图 4-11）

（1）站立，调息。

（2）闭目休息片刻，睁开双眼，双侧眼球按左→上→右→下、右→上→左→下的顺序最大幅度地运动眼球。

（3）重复做 3 次。

动作要领

（1）眼球的运动必须缓慢从容。

（2）眼球的运动应为各方向最大幅度。

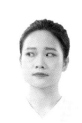
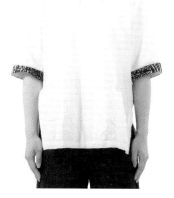

图 4-11　双目健运功

（3）初练时如动眼困难，可手部抱球于胸前，可左→上→右→下、右→上→左→下的顺序运动，同时眼睛注视球体，跟随球体运动，以达到运动眼球的目的。

按语

《灵枢经·大惑论》："五脏六腑之精气皆上注于目。"《灵枢经·口问》曰："目者，宗脉之所聚也。"肝开窍于目；肝失疏泄，升发不足，气血不得上承，乳房无以为养，则发育不良；肝失疏泄，气机不畅，痰瘀阻络，积于乳房则成乳疾。

本功通过对眼球运动，以达到疏通经络、调理气机的作用，对于缓解乳房胀痛有较好的作用，并有助于改善眼干、眼涩、眼部疲劳等症状，起到疏肝明目、提高视力的作用。

7. 摩耳补肾功（图 4-12）

（1）站立，调息。

（2）以双手的拇指腹及示指侧腹从耳尖，由上到下按摩耳郭，至耳垂。

（3）如此重复 8 次。

动作要领

（1）按摩力度适中。

（2）按摩至耳垂时，向下牵拉耳垂。

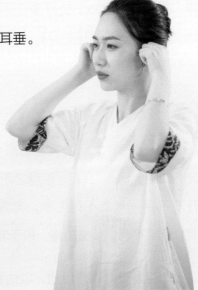

图 4-12　摩耳补肾功

《灵枢经·口问篇》云："耳者，宗脉之所聚也。"《黄帝内经·素问·阴阳应象大论》云："肾主耳，在窍为耳。"通过按摩耳部的穴位，以疏通经络气血、调整脏腑功能。肾藏精，肾之阴精是乳房发育的物质基础，肾之阳气是其功能发挥的动力。因此，摩耳健肾对于乳房的发育与健康可起到一定的保健作用。本法还具有提神、醒脑、聪耳、增强记忆力、缓解疲劳之功。

8. 风池扣鸣功（叩天鼓）(图 4-13)

（1）站立或端坐，调息。

（2）以双手掌根紧按两外耳道，双手的示指叠在中指上，用力弹下示指，重弹脑后。

（3）左右各十二度。

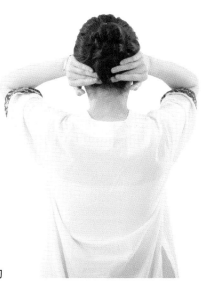

（1）注意示指重弹之处应为风池。

（2）示指重弹风池，要如击鼓之声。

图 4-13　风池扣鸣功

按语

示指重弹之处为风池，为手足少阳、阳维之会，弹压此处可祛内外风，有清头明目、安神定惊之功效。风池为足少阳胆经穴位，肝胆气机调达，可预防乳腺增生病等乳房疾病的发生。

9. 十指梳头功（图 4-14）

（1）站立，调息。

（2）十指弯曲，吸气时用指尖由玄关（两眉间稍上处）向上沿头部中线，经百会，向后推至后发际的风府处。

（3）呼气时双手放松，向身体两侧用力甩下，犹如荡秋千。

（4）如此反复 12 次。

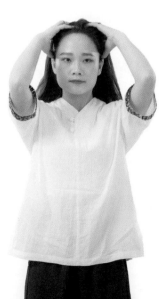

动作要领

（1）梳头时注意手呈空心掌，用指尖梳头，力度稍重，使能达到头部按摩之功。

（2）双手梳头后用力甩下，放松置于身体两侧，犹如荡秋千状。

图 4-14　十指梳头功

中医学认为头为诸阳之会、精明之府，气血皆上聚于头部，头与全身经络腧穴紧密相连。通过梳头起到运行气血、调整脏腑的功能，使气血经络通畅，亦可濡养乳房，减少乳病发生并保持乳房挺拔。同时，十指梳头还可起到提神醒脑、荣发固发、促进睡眠、缓解疲劳等作用。

10. 舒颈功（图4-15）

（1）站立或端坐，调息。

（2）下颌向下，靠拢前胸，同时头顶向上伸展，双肩松弛下垂，完成上述动作时同步慢慢吸气，可以感到后颈部有一种朝上拉直的感觉。

（3）慢慢呼吸，头部慢慢向后拉，尽量接近后颈，下颌上扬，微微拉伸颈部。

（4）吸气，头向左后旋转，眼尽量向左后方望去。

（5）慢慢呼气，头向右转，眼睛尽量向右后方望去。

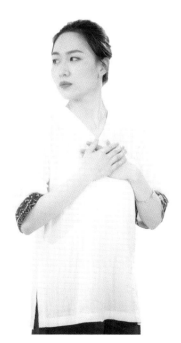

图4-15　舒颈功

（6）再次吸气时头部还原。

（7）调息，头部按次自左→后→右→前旋转；再自右→后→左→前方向旋转还原。

（8）如此重复练习 3 次。

动作要领

（1）练习舒颈功时要注意配合呼吸一起练习。

（2）自始至终集中精力。

按语

中医学认为十二经及任督二脉皆行于颈、肩、项部，认真练习此功，可达到健体、怡情、提神的效果。只要练习得当，颈部和上身的紧张与疲劳会很快消除，并可预防颈椎病发生。此外，颈项部为多经交会之处，可以通过活动颈项部达到疏解颈部疲劳、疏通气血、调节脏腑功能的目的。

11. 益肾拍打功（开枢纽）（图 4-16）

（1）站立，调息。

（2）右手掌心拍打左肩井穴，左手背向前拍打双肾俞。

（3）左手掌心拍打右肩井穴，右手背向前拍打双肾俞。

（4）重复 12 次。

动作要领

（1）拍打时注意穴位位置要准确。

（2）拍打力度适中。

（3）拍打肩井穴时用空心掌，拍打双肾俞时用手背平打。

按语

肩井是足少阳胆经经穴，为肩部诸阳经交汇之枢纽。拍打肩井，可起到疏通全身气血，医治诸虚百损、五劳七伤。肾俞乃肾脏之气输注之处，肾俞与膀胱表里相通，和带脉相连，是足太阳膀胱经的重要穴位，击打、按摩可益肾助阳、纳气利水。

乳房又为"宗经之所"。经络运行气血，沟通脏腑，贯穿人体内、外、

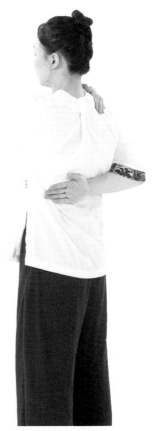

图 4-16　益肾拍打功

上、下，以通为用，以堵为逆。因此，经常拍打肩井、肾俞，可收到调和气血、平衡阴阳、协调脏腑之功。对于乳腺增生性疾病、乳腺炎性疾病等均有较好的辅助治疗作用。经常练习此功，对于改善颈肩部疲劳、腰酸背痛亦有明显效果。

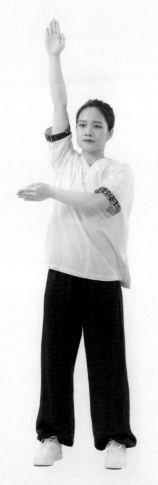

图 4-17 十二经脉拍打功

12. 十二经脉拍打功（图 4-17）

（1）站立，调息。

（2）将右手掌掌心由左臂内侧，向下连续轻轻拍打，直到指尖；绕过手指，沿手背向上，沿手臂外侧，直到左肩井。

（3）同样的方法沿右手臂走行的三阴三阳经循经连续拍打。

（4）右手掌心由左腋窝极泉，向下循经连续轻轻拍打左胁肋部，至环脐带脉水平。

（5）同法用左手掌心拍打右胁肋部，至带脉水平。

（6）将双手掌心放在腰部，从大腿后方向下，循经连续轻轻拍打，直到踝部，绕过踝部，沿小腿前侧、大腿前侧至腹股沟部。

（7）双手掌心从腹股沟部沿大腿内侧向下，连续轻轻拍打，直到内踝，绕过踝部，沿小腿外侧、大腿外侧而上至环脐带脉水平。

（8）如此重复3次。

动作要领

（1）拍打时应根据十二经脉体表循行线，由阴至阳，循经连续拍打。

（2）手掌自始至终保持一定的压力，让拍打的部位产生温热感。

（3）练习过程中呼吸平和。

按语

《灵枢经·经脉》曰："经脉者，所以能决死生，处百病，调虚实，不可不通。"此法通过循经拍打十二经脉循行部位，以疏通经络、行气活血、通利关节，达到平衡阴阳、调节脏腑功能之目的，有效完成机体以通为用之功，可预防乳房病发生。

13. 逍遥健乳功（图 4-18）

（1）站立，调息。双腿分开与肩平，身体的重量平均分散在两条腿上。

（2）吸气时收腹提肛，双手交叉，反手掌与前臂交叉呈 90°，高举过头。

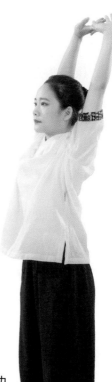

（3）呼气时双手放开，向身体两侧用力甩下，意降丹田。

（4）如此重复 12 次。

图 4-18　逍遥健乳功

动作要领

（1）双臂高举过头时，注意双臂伸直，尽量后伸，最好过耳。

（2）双臂甩下时要注意放松，于身体两侧犹如荡秋千状。

（3）如为肝郁气滞型乳腺病患者，可连续运动 60 次。

按语

中医学认为女子乳头属肝，乳房属胃，此法通过拉伸足厥阴肝经和足阳明胃经，疏肝理气，养血活血，从而达到濡养乳房、防治乳病的作用，且可收肥腹、通调大便、收紧乳房，使之丰挺而不下垂，保持乳房美观。

14. 宽胸健膝功（图 4-19）

（1）站立，调息。

（2）双腿分开与肩平，吸气，双手从旁分开，慢慢上举，举至头顶上方，双手合十。

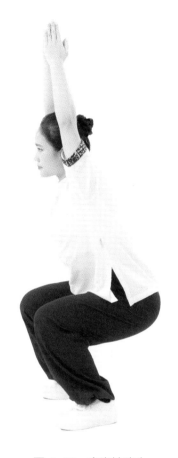

（3）呼气，屈膝，臀部往下坐，身体重心下移，保持自然呼吸30～60 秒。

（4）吸气，慢慢抬高身体，呼气，双手从旁分开，慢慢放下，垂于体侧。

（5）重复 3 次后，闭眼放松全身。

图 4-19 宽胸健膝功

动作要领

（1）双手上举时，尽量伸直肘部。

（2）屈膝下蹲时，尽量至膝关节呈 90°。

　　本法可消除肩背酸痛，能缓解紧张压力与疲累感，使心胸开朗，乳房丰挺，并起到补肝肾、强腰膝之功。

15. 腰椎保健功（图4-20）

　　（1）站立，双腿分开与肩同宽，双手放松，自然下垂，调息。

　　（2）吸气时用腰部带动身体向左侧旋转约90°，同时双手臂伸直向上，仰面向上。

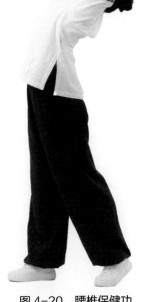

　　（3）呼气时由腰部带动身体还原。

　　（4）再吸气向右侧旋转，呼气时还原。

　　（5）重复练习2～3次。

　　（1）双手臂伸直向上，腰部尽量向后牵伸。

　　（2）练习过程中注意呼吸平和。

图4-20　腰椎保健功

按语

中医学认为腰部为膀胱经、督脉循行所过，督脉行于腰部正中，膀胱经行于腰部两侧，此法具有舒筋活络、行气活血之功，可达到缓解腰肌疲劳、加强腰椎稳固性、保持脊柱正常生理曲度的作用。督脉为诸阳之会，可以通过督脉与内脏及诸阳经的联系，达到调和阳经及相关脏腑的作用，从而使气血调畅，使乳房得以充足濡养。

16. 舒筋踢腿功（图 4-21）

（1）站立，调息。

（2）右手前平举，左手侧平举，左腿伸直，吸气，用左腿向上踢，脚尖碰触到手心为度。

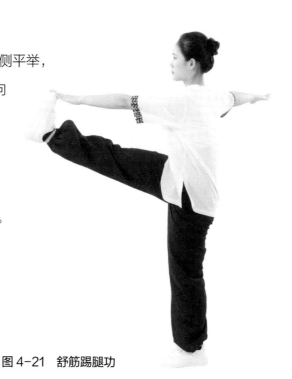

（3）换左手前平举，右手侧平举，右腿伸直向上踢。

（4）重复 2~3 次。

图 4-21 舒筋踢腿功

（1）踢腿时尽量向上，最好能使脚尖碰到手部。

（2）练习过程中注意呼吸平和。

此法通过腿部、手部的拉伸，可起到疏肝理气、舒筋活血的作用，从而达到濡养乳房、防治乳病的作用，同时亦可强化腿部力量，促进下肢肌肉柔韧灵活，对预防膝关节退行性病变有一定作用。

17. 摩腹功（图 4-22）

（1）站立，调息。

（2）双手置于脐旁双侧腹部，轻轻拍打 36 次。

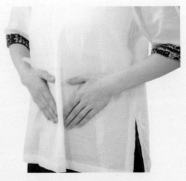

（3）用双手手掌和掌根自脐部始，顺时针从升结肠、横结肠、降结肠、乙状结肠部位按揉 12 圈。

图 4-22　摩腹功

动作 要领

（1）按摩时注意力度适中。

（2）注意按摩方向：如大便溏泻者，可按逆时针方向按摩。

（3）练习过程中注意呼吸平和。

按语

通过对腹部穴位如中脘、气海、水分、关元、子宫、天枢及经络的按摩可疏通全身气血、调节胃肠功能、健脾利湿，以凑升清降浊之功。此功可预防白领阶层久坐少动而致的便秘，预防乳腺疾病的发生。

18. 健肾功（图 4-23）

（1）站立，调息。

（2）双手置于背部，用双手手掌和掌根自肋骨下缘始，挟腰椎而下，推至骨盆上缘，再回推至肋骨下缘。

（3）如此反复 36 次，至腰部有温热感。

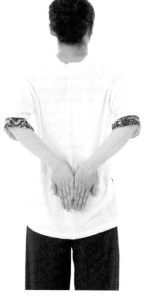

图 4-23 健肾功

动作
要领

（1）注意按摩力度适中。

（2）练习过程中注意呼吸平和。

按语

肾为先天之本，藏精，主生殖。对乳房而言，肾之阴精是其发育的物质基础，肾之阳气是其功能发挥的动力。因此，练习健肾功，对于促进乳房发育以及预防乳腺疾病的发生均有一定作用；此外，对于女性月经失调、腰肌劳损等疾病亦有一定的预防和治疗作用。

19. 大雁功（图 4-24）

（1）站立，双脚平行分开与肩同宽，头微上顶，双肩放松，调息。

（2）双臂置于身体两侧，打

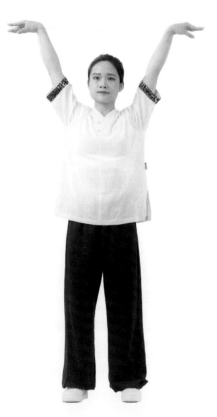

图 4-24　大雁功

开约 45°，掌心向下，五指并拢。

（3）口微闭，舌轻抵上腭，眼平视前方，吸气，双手臂侧平举抬高，与头部成 45°。

（4）呼气，手臂还原为准备姿势。

（5）重复练习 12 次。

动作要领

练习过程中注意配合呼吸。

按语

大雁功原是道家昆仑派的运功功法，靠动作引导体内经气运行，疏通经络，阴平阳秘，调和气血，常练此功，可起到醒脑健身、益寿延年之功。

20. 劳宫打涌泉功（图 4-25）

（1）坐于凳上或床上，以左手心劳宫拍打右脚心涌泉，共 12 次，至脚心微微发热为宜。

（2）再以右手心劳宫拍打左脚心涌泉，共 12 次。

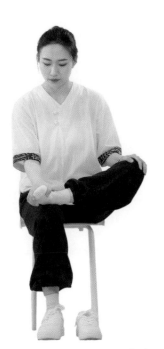

图 4-25　劳宫打涌泉功

动作要领

（1）拍打时注意穴位的准确性。

（2）拍打时应有一定的力度，才能起到穴位按摩的作用。

（3）练习过程中注意呼吸平和。

按语

心为"君主之官"，主宰五脏六腑、形体官窍的生理活动。"肾藏精"是先天之本，心属火，肾属水，此功以手厥阴经之荥穴劳宫拍打足少阴肾经之井穴涌泉，可沟通心肾、调整阴阳，使心火下而温肾水，则肾水不寒，肾水上而济心火，则心火不亢，是为心肾相交、水火共济。常练此功，可以消烦助眠，对养生保健有良好作用。

（井含光　刘晓雁　杜钰宜）

第五节
身上的"良药"

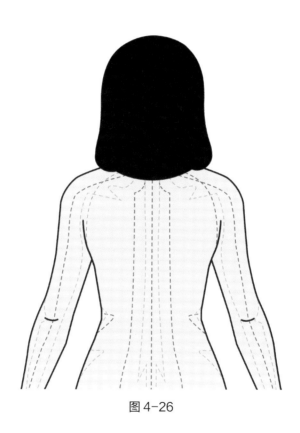

图4-26

"简便效廉，不打针、不吃药的经络疗法，自己在家就能做。"

林毅

经络是运行全身气血、联络脏腑形体官窍、沟通上下内外、感应传导信息的通路系统，是人体结构的重要组成部分，也是人类身上可以巧妙运用的"良药"。

尽管目前科技手段仍未能阐明经络学说的物质基础，但通过刺激经络穴位治疗疾病的疗效已得到广泛认可。

目前已知人体有 361 个经穴和 48 个经外奇穴，这些穴位数量并不是一成不变的。早在《黄帝内经》记录有 160 个穴位，后世医家逐渐补充，至晋代皇甫谧时已经有 349 个经穴，到了清代定穴 361 个。随着时代发展，可能还会有越来越多的穴位被发现。

这些林林总总的穴位，一般都有两种治疗效果——近治和远治。

所谓近治，简单理解就是头痛医头、脚痛医脚。在不舒服的地方周围，往往有一些穴位具有治疗效果。比如膝关节炎可以针刺膝关节周围的犊鼻、阳陵泉，牙痛可以针刺面颊部的颊车、下关等。

远治作用就比较神奇，这是建立在经络学说基础上的治疗效果。人体的十四条经脉在全身循行，联络脏腑，经脉之间又互为表里、相互交错，由此产生变化多端的疗效。比如肝阳上亢所致头痛，可以选用在足趾间的肝经穴位行间，或者在足背上的胆经穴位侠溪进行治疗，由此产生"头痛医脚"的令人震撼的效果。

熟悉并掌握常见病证的常用穴位，通过艾灸、点按等方式刺激穴位，可达到相应的治疗效果。当身体出现一些不适，不妨尝试一下经络穴位这个"行走的药囊"。

❀ 治疗感冒选穴

合谷：在手背，第 1、2 掌骨间，当第 2 掌骨桡侧的中点处。

风池：在项部，当枕骨之下，与风府相平，胸锁乳突肌与斜方肌上端之间的凹陷处。

外关：在前臂背侧，当阳池与肘尖的连线上，腕背横纹上 2 寸，尺骨与桡骨之间。

列缺：在前臂桡侧缘，桡骨茎突上方，腕横纹上 1.5 寸，当肱桡肌与拇长展肌腱之间。（图 4-27）

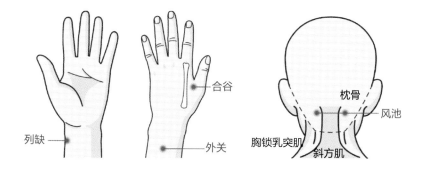

图 4-27　治疗感冒选穴

❀ 治疗头痛选穴

头顶痛

百会：在头部，当前发际正中直上 5 寸，或双耳尖连线中点处。

通天：在头部，当前发际正中直上 4 寸，旁开 1.5 寸。

行间：在足背侧，当第 1、2 趾间，趾蹼缘的后方赤白肉际处。

前额痛

上星：在头部，当前发际正中直上 1 寸。

头维：在头侧部，当额角发际上 0.5 寸，头正中线旁 4.5 寸。

合谷：在手背，第 1、2 掌骨间，当第 2 掌骨桡侧的中点处。

后枕痛

后顶：在头部，当后发际正中直上 5.5 寸（脑户上 3 寸）。

天柱：在后背斜方肌外缘，后发际凹陷中，约当后发际正中旁开 1.3 寸。

昆仑：在足部外踝后方，当外踝尖与跟腱之间的凹陷处。（图 4-28）

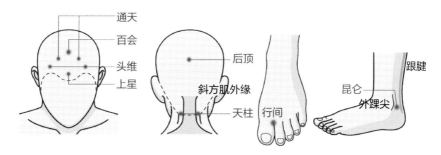

图 4-28 治疗头痛选穴

❀ 治疗牙痛选穴

合谷：在手背，第 1、2 掌骨间，当第 2 掌骨桡侧的中点处。

颊车：在面颊部，下颌角前上方约 1 横指（中指），当咀嚼时咬肌隆起，按之凹陷处。

内庭：在足背当第 2、3 跖骨结合部前方凹陷处。

下关：在面部耳前方，当颧弓与下颌切迹所形成的凹陷中。（图 4-29）

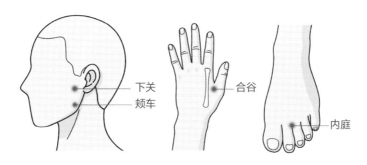

图 4-29 治疗牙痛选穴

❀ 治疗便秘选穴

大肠俞：在腰部，当第4腰椎棘突下，旁开1.5寸。

天枢：在腹中部，平脐中，距脐中2寸。

支沟：在前臂背侧，当阳池与肘尖的连线上，腕背横纹上3寸，尺骨与桡骨之间。

上巨虚：在小腿前外侧，当犊鼻下6寸，距胫骨前缘一横指（中指）。（图4-30）

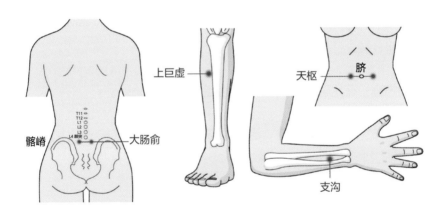

图4-30　治疗便秘选穴

❀ 治疗腹泻选穴

中脘：在上腹部，前正中线上，当脐中上4寸。

天枢：在腹中部，平脐中，距脐中2寸。

足三里：在小腿前外侧，当犊鼻下 3 寸，距胫骨前缘一横指（中指）。

阴陵泉：在小腿内侧，当胫骨内侧踝后下方凹陷处。（图 4-31）

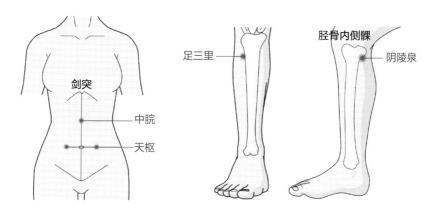

图 4-31　治疗腹泻选穴

🌸 治疗胃痛选穴

中脘：在上腹部，前正中线上，当脐中上 4 寸。

足三里：在小腿前外侧，当犊鼻下 3 寸，距胫骨前缘一横指（中指）。

内关：在前臂掌侧，当曲泽与大陵的连线上，腕横纹上 2 寸，掌长肌腱与桡侧腕屈肌腱之间。

公孙：在足内侧缘，当第一跖骨基底部的前下方。

梁丘：屈膝，大腿前面，当髂前上棘与髌底外侧端的连线上，髌底上 2 寸。（图 4-32）

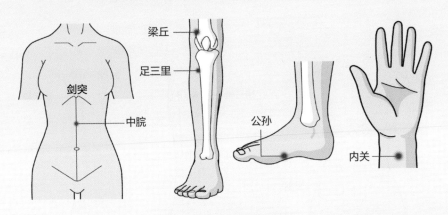

图 4-32　治疗胃痛选穴

❀ 治疗自汗、盗汗选穴

复溜：在小腿内侧，太溪直上 2 寸，跟腱的前方。

然谷：在足内侧缘，足舟骨粗隆下方，赤白肉际。

阴郄：在前臂掌侧，当尺侧腕屈肌腱的桡侧缘，腕横纹上 0.5 寸。

后溪：在手掌尺侧，微握拳，当小指本节（第 5 指掌关节）后的远侧掌横纹头赤白肉际。（图 4-33）

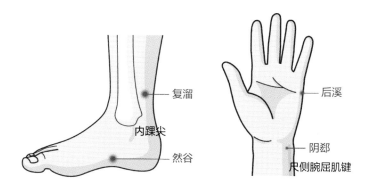

图 4-33　治疗自汗盗汗选穴

❀ 治疗肩关节痛选穴

肩髎：在肩部，肩髃后方，当臂外展时，于肩峰后下方呈现凹陷处。

肩髃：在臂外侧，三角肌上，臂外展，或向前平伸时，当肩峰前下方向凹陷处。

巨骨：在肩上部，当锁骨肩峰端与肩胛冈之间凹陷处。（图 4-34）

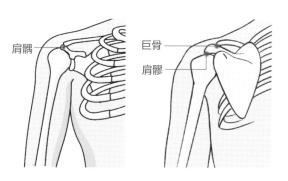

图 4-34　治疗肩关节痛选穴

❀ 治疗腰痛选穴

肾俞：在腰部，当第 2 腰椎棘突下，旁开 1.5 寸。

腰阳关：在腰部，当后正中线上，第 4 腰椎棘突下凹陷中。

委中：在腘横纹中点，当股二头肌腱与半腱肌肌腱的中间。

水沟：在面部，当人中沟的上 1/3 与中 1/3 交点处。（图 4-35）

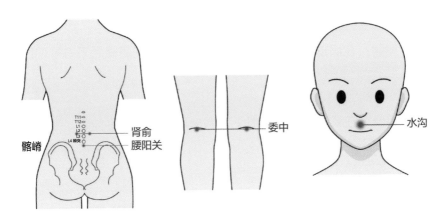

图 4-35　治疗腰痛选穴

❀ 治疗膝痛选穴

犊鼻：屈膝，在膝部，髌骨与髌韧带外侧凹陷中。

梁丘：屈膝，大腿前面，当髂前上棘与髌底外侧端的连线上，髌底上 2 寸。

阳陵泉：在小腿外侧，当腓骨小头前下方凹陷处。

膝阳关：在膝外侧，当股骨外上髁上方的凹陷处。（图 4-36）

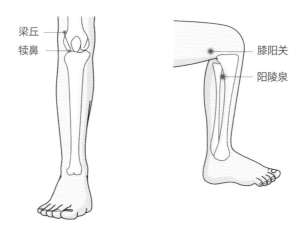

图 4-36　治疗膝痛选穴

细看上述选穴，你可能会发现，便秘和腹泻都可以选用天枢，这是经络腧穴的双向调节作用。通过刺激局部穴位，损其有余，补其不足，是经络理论的独特优势。合谷不仅可用于头痛，还可用于牙痛，体现了一个穴位可以用于多种病症。除了上述病症对应穴位以外，可以通过经络穴位调治的病症还有很多，具体可以听听医师的专业意见，一起运用好我们身上的"良药"吧。

（井含光　文灼彬　司徒红林）

第六节
知易行难的心理康复

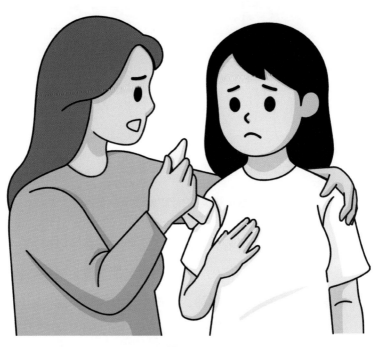

图 4-37

"心病还需心药治，重在沟通、鼓励与关怀。"

林毅

得了乳腺癌怎么办？能不能治？我还能活多久？

切掉了乳房会不会很丑？别人会不会觉得我很奇怪？婚姻生活会变差吗？

我还没结婚，男朋友会嫌弃我吗？

我还能不能继续工作？我的孩子还小，我还能陪伴多久？

治疗会不会花很多钱？

…………

在知道自己患病后，突然的噩耗让人不知所措，对疾病的无助、对治疗的茫然、对死亡的恐惧，都会加重患者们的心理负担。

可能有人会说，有病治不就得了？都不是事儿，想那么多干吗？

这简直是站着说话不腰疼。

有些时候，有些事情就是让你如鲠在喉。试想一下，原本是光鲜亮丽的都市丽人，或者是职场上的女强人，突然某一天被诊断为乳腺癌，如此心理落差该会对一个人产生多大的影响？乳腺癌患者可能会因为自己乳房外形的改变而感到自卑，会害怕遭遇丈夫的嫌弃，会担心自己因为化疗掉头发招来别人异样的眼光。癌症本身加上手术、化疗、内分泌治疗、靶向治疗等都会损伤患者机体，使得她们的体力、精力、身体状况大不如前，工作上会力不从心，领导也可能会因为她们的身体原因而不再重用。这些落差会让她们产生自我怀疑，怀疑自身价值，变得不接受自己，心理负担重，自我认同差，慢慢地就会产生心理问题，就像一面墙裂了一条缝，却照不进阳光。因此，需要关注乳腺癌患者的心理康复治疗。

❀ 心理康复：照进心里的一束光

心理社会肿瘤学是 20 世纪 70 年代末建立的一门交叉学科，目前心理治疗在西方国家被认为是癌症的标准治疗之一。但在我国，社会接受度仍然不高。

研究表明，癌症患者经常会出现的疲劳、疼痛、睡眠差和胃肠方面的问题，而这些不适与不良的心理状态有很大的关系。长期处于焦虑、抑郁等不良的心理状态，会让患者对治疗丧失信心和耐心，进而影响生存结果。乳房是女性的第二性征，手术及其后续的放化疗治疗等对女性的身心健康及社会、家庭关系造成的影响不可忽视，同时对患者心理健康的影响也逐渐凸显。国内外调查显示，在各种癌症患者中，乳腺癌患者情志失调的发病率最高，其中全球乳腺癌伴抑郁的患病率为 32.2%，伴焦虑的患病率高达 41.9%。不良心理状态不仅会降低生活质量，还会影响患者的治疗依从性和治疗效果，影响疾病的预后。而疗效欠佳又会进一步加剧患者紧张、焦虑、抑郁等不良情绪，形成恶性循环。因此，在治疗乳腺癌的同时，关注患者的心理变化，早期识别并适度帮助患者调适心理情志问题，对提高患者的生活质量及改善预后有重要价值。

心理问题在传统医学属于"七情"过极的内容，老祖宗早就说过："七情内伤，则有所亏损，疗之不易。"在乳腺癌漫长的治疗与随访过程中，患者的康复质量特别是心理状态，在相当程度上决定了治疗效果的大小。可喜的是，大家已经逐渐意识到这个问题的重要性，越来越多的团体开展了心理康复项目或成立病友康复联谊会，为患者提供必要的心理支持。

❀ 心理康复从何入手

为什么说心理康复知易行难呢？道理都懂，不要焦虑、不要想太多、要朝前看、要积极生活。可是如何才能不想，如何才能积极乐观呢？

首先，应该转变思维，对于罹患乳腺癌这件事，要改变对它的看法，把它当作人生的一段经历。人在与病魔抗争的阶段中也要学会跟它相处。文学家周国平说："世上有一样东西，比任何别的东西都更忠诚于你，那就是你的经历。你生命中的日子，你在其中遭遇的人和事，你因这些遭遇产生的悲欢、感受和思考，这一切仅仅属于你，不可能转让给任何人……这是你最珍贵的财富。"塞翁失马焉知非福，既然生命给了你这样的安排，那就勇敢地接受，积极地治疗，这一遭下来，你会明白常人没有的感受，体验常人没经历过的百般滋味，也学会感恩在这段经历中让你得到成长。虽然有不适和痛苦，但亦可从中汲取经验和悟出哲理：热爱生命，面对生命，超越生命。

其次，要知己知彼。人之所以会害怕，有时候是因为不了解。乳腺癌的治疗康复是一个非常复杂和专业的工作。可以通过询问医生、阅读科普文章来了解这位不速之客。通过了解它的"习性"，学习如何应对它。充分的了解可以减少未知带来的害怕和担忧。

国医大师林毅教授总结好心情来自五个快乐：宽容享乐、知足常乐、自得其乐、助人为乐、苦中作乐。少思虑以养心气，平色欲以养肾气；行端正以养骨气，戒嗔怒以养肝气；食清淡以养胃气，寡言语以养神气；多读书以养才气，顺时令以养元气。下面有几招疏肝调心情的好方法，不妨学起来。

调情志

将自己的心思从乳腺癌转移到其他让自己愉悦的事情上，向阳而生，向阳而美，岂不比总是想着让自己忧愁的事来得轻松？生活不应该被乳腺癌全部占据，不妨叫上朋友一起游玩踏青，高歌一曲，插一束花，画一幅画，多做自己喜欢的事情，保持愉悦的心情。还可以通过向朋友倾诉、看喜剧、适当运动等不同方法，把积压在心中的不良情绪发泄出来，以尽快地恢复心理平衡，忘却忧烦，排解愁绪，舒畅气机，怡养心神，生活的多姿多彩更有益于身心健康。

元代时婺州有一位秀才，因爱妻暴病身亡，终日郁郁寡欢，家人延请当时的名医朱震亨诊治。朱震亨也不开药，就给秀才开了个荒诞的玩笑，秀才不禁哈哈大笑，但也觉得不免太过离谱，就送走了朱震亨。此后秀才每每想起或者说起这件事，都不禁开怀大笑，不日竟然不治而愈。可见心病还需心药治。

揉四关

四关，指双侧合谷、太冲（图 4-38），分别是手阳明大肠经和足厥阴肝经的原穴。元气是人体生命的本源，其在四肢部驻留的部位被称为原穴。刺激原穴能调整脏腑气血，通达三焦气机，改善内脏功能。合谷配合太冲进行治疗，可起疏肝理气、清热宁神的功效。

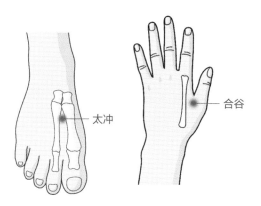

太冲　合谷

图 4-38　揉四关

品花茶

中医五行脏象学说认为，肝在四季中与春季相应，主升发。同生于春季的花茶以其香气浓烈，升浮辟秽，具有升发疏泄的特点。因此，肝郁气滞者可适当饮用花茶，如玫瑰花、茉莉花等。应注意的是，花茶辛香走窜，具有理气活血的功效，部分花茶经期饮用可能会增加月经血量，妊娠期女性亦不宜饮用。

宜舒展

逍遥健乳功：由林毅教授所创。吸气时收腹提肛，双手交叉，反手掌与前臂交叉呈 90°。高举过头；呼气时双手放开，向身体两侧用力甩下，意降丹田；如此重复 12 次（图 4-39）。此法通过拉伸足厥阴肝经和足阳明胃经，将人体一身之气汇聚于头顶，再向身体两侧用力甩下，使气血能够随之而下，奏疏肝和胃、养血活血之效。

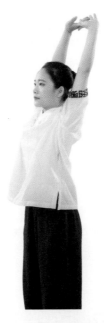

图 4-39　逍遥健乳功

最后，医生是患者坚实的后盾，倘若失眠、烦躁、焦虑、抑郁这些不良心理状态对您造成极大的困扰，请不要自己扛着，应及时寻求医生的帮助。

借用《拯救乳房》里的一句话："我们何时遭遇灾难，是不受我们控制的；但如何走过灾难，却是我们一定能够掌握的。"相信充满信心、积极乐观的人生态度，会在因乳腺癌而造成的心灵裂缝上开出希望之花。

（赵新月　文灼彬　司徒红林）

第七节
受伤的不只是患者

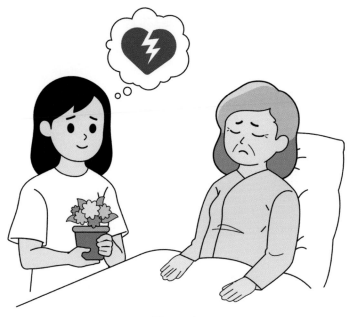

图 4-40

> "家人是患者的精神和情感支柱，家人的情绪变化、身心健康是为患者提供支持和照顾的关键，对提高治疗的依从性起重要作用。家人是患者的坚强后盾，但坚强后盾也有脆弱的时候。"
>
> 林毅

英国法学家科克曾说："每个人的家对他自己都像是城堡和要塞。"家是温暖的港湾，对于乳腺癌患者来说，家庭的支持和陪伴是不可缺少的。家庭是乳腺癌患者康复的中心场所，是患者物质和精神的重要支撑。家庭的整体氛围、内部关系、运行规律影响着乳腺癌患者的生活质量。

前面提到要关注乳腺癌患者的心理问题，但病魔的阴影何止限于患者？它往往笼罩着整个家庭。而由于大部分注意力都聚焦在患者的身体、心理状况，往往会忽视对于患者家属的关注，甚至认为他们照顾乳腺癌患者是天经地义的。

要知道受伤的不只是患者。作为配偶，患者最亲密的伴侣，要接受患者的不完美，陪伴爱人度过艰难的时光；作为父母，目睹着自己的女儿遭受折磨却无计可施，担心白发人送黑发人；作为子女，害怕病魔夺去最亲的人的生命，担心子欲养而亲不待。那种无助感其实最是折磨人，同时由于前途未知，还要承受来自社会、经济、家庭、工作等各方面的压力，难免产生恐惧、焦虑、抑郁、孤独等。有研究显示，87% 的患者家属得知癌症诊断后存在不同程度的心理痛苦，高于肿瘤患者的 74.7%。

研究人员曾经对肿瘤患者家属进行多次访谈，他们往往经历着与患者相似的痛苦以及过山车似的情绪波动。心碎、沮丧、无能为力、疲惫不堪、像被火车撞倒，这样的字眼多次出现在他们的表述中。因为家属不仅见证着患者的痛苦经历，产生心理上的共情，而且照料患者、家庭运行、经济支持等方面的压力往往会集中在家属身上。尤其是随着病情的进展，家属的心理往往面临着更大的困扰，而他们又是最容易被忽视的人群。

因此，在乳腺癌康复过程中，除了关注患者的心理健康，亦不能忽视了她们背后的支持者、照顾者的心理健康。

如果你是乳腺癌患者，建议你注意以下方面。

1. 多关注家人的心情　肿瘤治疗和康复是一项长期工程。仕这个过程中，家人可能会帮你做出许多安排。有时候是一些与疾病相关的，比如帮你约医生；有时候是生活琐碎的，比如决定今晚吃什么。他们大多也是第一次成为癌症患者家属，也许过程中会出现一些不尽如人意的决定，但请多多包涵，少发脾气，请相信他们的意愿是好的。在这漫长的治疗和康复过程中，他们也在慢慢学习和成长。考虑到他们的心理压力，不要凡事以自我为中心，请多关注家人的心理变化。

2. 承担力所能及的家庭责任　罹患乳腺癌无疑令人沮丧，放化疗的不适以及疾病本身带来的心理压力有时候令人窒息。但通过一段时间的康复，尤其是进入巩固阶段后，大部分患者可以正常生活。这时候，在力所能及的范围内承担家务以及参与工作、回归社会，不仅可以减轻家人的负担，对自身康复也大有裨益。因为这有助于我们提高自信，为新的生活阶段做好准备。临床上，那些心态正常的患者，往往是治疗后很快就恢复往日家庭和社会生活的人。

当然这应该在自身能力范围内，不宜勉强。如果你在巩固期阶段仍然持续地感觉到虚弱无力，长时间休息仍不能恢复，甚至出现记忆力减退等，可能是患有"癌因性疲乏"，可以向你的医生反馈。

3. 主动分享你的情绪和感受　刻意隐藏你的情绪，或者抱着放任自流的态度，无论对于你的病情，还是对家人的情绪，都是一种伤害，因为这可能让你的家人感到无所适从。有的人觉得家人已经负担很重，不想增加他们的顾虑，有时候会选择压抑自己的情绪，甚至故作镇定和乐观。但不妨设想，假如你的小孩身上带着淤青回到家里，在你的追问下仍表示没事，你是不是会更加担心？所以在你康复过程中，无论你感到沮丧、愤怒、失望还是恐惧，都不妨跟你的家人分享，这样更有利于大家共同面对。

而如果你是患者家属，建议你注意以下方面。

1. 多关心自己的身心健康　家人突遭不幸，可能会让你全副身心投入其中，但不建议以牺牲自己身心健康为代价。因为可能已经成为家庭主心骨的你，保有强健的体魄和乐观向上的心态，不仅可以帮助患者坚持治疗，还能更好地带动患者，传递健康的身心状态。

林毅教授常说："照顾好自己，才能更好地照顾家人。"只有你自己好好地，才能更好地守护所爱。良好的睡眠、均衡的饮食、舒畅的心情、适当的运动，是维系身心健康的基石。尽量保持你原本的爱好，并在你感受到压力的时候，及时寻求帮助。

2. 避免过多地把患者当"病人" "大包大揽"是不少人容易走入的误区。实际上如前所述，鼓励患者承担力所能及的家务，让她们像正常人一样生活，可以提升她们面对疾病、面对生活的勇气。就像折翼的小鸟，终要重新学会飞行。有时候过度的照顾和替代并非好事，反而可能增加患者的心理负担。

3. 提供正确的医疗信息和引导 家人患病后，你可能成为她的主要疾病相关信息来源，帮助她寻找医生，协助治疗决策以及日常康复等。

有的家属可能会选择带着患者不远千里前往北京、上海甚至欧美顶级医院寻求帮助。这可能需要辩证地看待，一方面长途跋涉可能会增加你和家人的负担，并降低后续治疗的依从性。另一方面，随着乳腺癌治疗规范化的开展，大多数时候省会医院甚至市级医院已足以提供恰当的治疗。

此外，请尽量如实告知患者病情，这不仅可以尊重她思考生命的机会以及自己决定的权利，也能大大减轻你的医疗决策负担。

在乳腺癌的治疗和康复过程中，家人所起的作用是无可替代的。他们与患者一同伤心流泪，一起振臂高呼，直到患者战胜了肿瘤，这些一直陪伴左右的同伴、依靠和战友不曾后退半步，只因他们有着共同的称谓——家人。

（赵新月　文灼彬　司徒红林）

第八节

工作，不只是为谋生

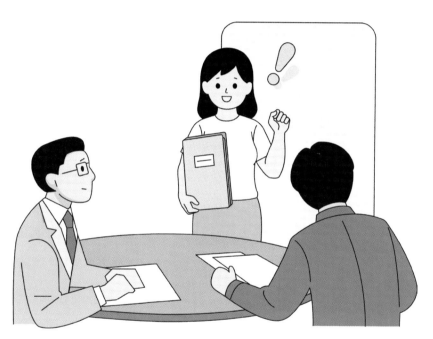

图4-41

"不能用余生做病人，走出去，回归社会，社会需要你，你就是贵人。"

林毅

在确诊乳腺癌以后的一段时间内，为了获得最大生存机会，患者和亲友以及医生都会不约而同地将争取最好的疗效当作共同努力的目标，在时间、精力等方面都会尽量最大限度地投入。手术、放化疗会使不少人不得不放下工作，专心治病，以至于没有很好地关注患者如何适应家庭生活、社会生活以及建立健康、自信的自我形象问题。当这些治疗都完成以后，许多人对于患者的关注往往还停留在疾病本身，关乎工作、劳动的问题终将走到台前。

首先是能不能工作的问题。

答案当然是可以的。绝大部分早期乳腺癌患者，经过综合治疗后，可以承担力所能及的家庭、社会工作。部分患者可能存在一些并发症，比如上肢淋巴水肿、手足综合征等。这些并发症可能会造成一些不适，但往往只需要进行适当的岗位调整，或者做好相应的保护措施，大部分情况下仍然可以正常工作。这对于恢复体力和调整心态都有不可替代的作用。

还有一些患者面临的是"要不要工作"的问题。

随着人们生活水平提高，家庭经济状况可能越来越好。亲朋好友也会从旁规劝：你这病就是累出来的，家里也不差你赚钱养家，病了就在家歇息休养，别再工作了。

但是，不工作真的能更好地养病吗？

2022 年，一项在中国台湾地区进行的研究，回顾了 2 万多名乳腺癌患者，发现比起不再工作的患者，回归职场的全因死亡率下降了 40% 以上。可见工作对疾病康复是有所帮助的。

长期不工作容易导致人的活动减少，可能出现"尊荣人"常见的脾虚痰湿症候表现，如肥胖、困倦、便溏或便秘等。而痰湿体质正是乳腺癌的温床。这么看来，你的同事工作可能是为了赚钱养家，而你可是为了保命啊。

实际上，那些条件优越、长期在家中休养的患者往往更容易陷入长期的疾病阴影中，心理压力不可小觑。老祖宗很早就意识到志有所存对身心健康的重要性。正如《灵枢经·本脏》言："志意者，所以御精神，收魂魄，适寒温，和喜怒者也"。就是说人的意志，可以驾驭精神、收敛魂魄、调畅情志，并调节身体防病能力。而工作，可以帮助我们专注于所从之事，使志有所存。用现代人的话来讲，就是精神有所寄托，生活因有目标而充满活力。

其次，坚持工作的人往往作息更加规律。想想你放长假的时候，没有第二天上班的紧迫感，晚上也更容易熬夜，早上是不是更容易赖床呢？

此外，同事之间往往有志同道合的伙伴、朋友，在工作期间增加沟通、增进感情，丰富多彩的生活往往也让人心情更加愉悦。

工作带来的持续的稳定收入，能在一定程度上缓解肿瘤治疗带来的经济负担。乳腺癌治疗方式的进步，已经使相当多的患者可以具有很长的生存期，一项又一项工作任务目标的达成、社会价值的实现，更有助于树立信心、建立健康的自我形象，享受高质量的生活，鼓励我们战胜病魔。此时工作之于患者的价值，已远远不止于谋生。

❀ 如何重返职场

当然，有时候重返职场也并非易事。

有研究指出，肿瘤康复者的失业风险，是普通人的 1.4 倍。为了更好地参与工作、融入社会，有几点小建议。

1. 坚持治疗，健康为先　身体健康应该是第一位的。参与工作本是为了更好地康复，如果由于工作繁忙而影响治疗和随访，工作压力大超出自我承受能力，那就得不偿失了。如知名歌手姚贝娜在乳腺癌康复期仍把日程排得满满的，以致耽误定期复诊，错失了早期发现复发的机会。还有的药物是每隔一段时间用一次的，像卵巢功能抑制剂、骨代谢调节剂等，可能比每天服用的药物更容易被遗忘，不要因为工作就忘了哦！

2. 重拾信心，持续学习　摆脱"病患"的定位，重新走进阔别已久的工作场所，建立正常的生活秩序，需要强大的内心。不妨先从熟悉的、简单的任务开始，让自己逐渐适应生活节奏的转变。如果你身处一个发展迅速的行业，一段时间的缺席可能足以让你错过一些行业发展的重要信息，那就持续学习吧，逐步跟上行业发展的步伐。

3. 调整期望，量力而行 也许你曾在职场上叱咤风云、无所不能，但如果这份工作在你病后仍然需要你996、007，这无疑在透支你的健康，对肿瘤康复是无益的。健康是第一位的，以往是尽力而为，患病后不妨量力而行。此外，适宜的工作应该是让你每天精神饱满、充满期待的。而一些康复者重返职场后可能会遇到领导PUA（精神操控）、复杂的人际关系等消耗心力之事。如果工作本身会带来不开心，可以暂时放下，必要时换份工作，并待身心调整好之后再重返职场。

❁ 志愿服务提供另一种可能

巴金说："生命的意义在于付出，在于给予，而不是在于接受，也不是在于争取。"

除了狭义的谋生工作，不妨开放思维，比如参加志愿服务以传播爱心。以广东省中医院"和友苑"粉红丝带协会为例，这是一个专门面向乳腺癌术后康复期患者的公益性组织。如果你觉得这样的协会只是一群患者聚在一起搞活动就有点小瞧她们了。"和友苑"在医生 - 患者、患者 - 患者之间搭建沟通平台，不仅定期组织由医生主讲的大型科普活动，增长健康知识，还通过一系列志愿服务活动，帮助越来越多的乳腺癌患者。

小小的"粉红丝带"，是提醒、是关爱、更是祝福，通过一系列的活动，努力将粉红丝带凝聚的温暖、关怀、希望、祝福的力量，传递给每位关爱自己的女性朋友，帮助越来越多与乳腺癌抗争的女性朋友，能活得更加美丽、健康、精彩！

（谭世珺　文灼彬　司徒红林）

第九节
减肥是乳腺癌患者的终身事业

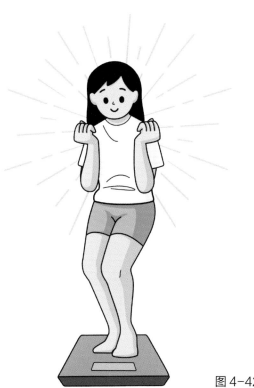

图 4-42

"癌症面前人人平等，但瘦子更加平等。"

林毅

在宫崎骏动漫《千与千寻》里有一个场景——千寻对着变成猪的父母大喊:"不能吃太胖喔,会被杀掉的!"

现实不会发生这样的情节,但长太胖却有可能被乳腺癌"打倒"喔。

怎么说呢?

中医学认为:肥人多痰。这个痰可不是咳吐出来的有形的痰,而是指痰湿体质。古代中医医者观察到,肥胖的人往往呈现出"痰湿、气虚、阳虚"的体质,表现为体型肥胖,稍微活动一下就觉得累,容易出汗、感冒、头晕、怕冷等。

而痰,正是许多恶性肿瘤、心脑血管疾病、代谢性疾病等的致病因素之一。因此,许多古代治疗肿瘤的名方,都是围绕理气、化痰、散结展开的。

而现代医学研究进一步发现,胖子的不幸,从患病之前就开始了。

首先,肥胖的人更容易得癌,研究表明,肥胖人群的乳腺癌风险比普通人群高40%。

其次,如果不幸罹患乳腺癌,肥胖患者往往在肿瘤更大时才被发现,并发症相对更多,预后也相对较差。

其背后机制尚未完全阐明,但一般认为与几个因素有关(图4-43)。

首先，绝经后女性体内的雌激素主要在脂肪组织中催化合成。身体质量指数高的女性，体内雌激素水平往往更高，而高雌激素水平正是乳腺癌的高危因素。

其次，肥胖女性更容易出现胰岛素抵抗，并反馈性诱导体内胰岛素、胰岛素样生长因子 1 等升高，而这些因子又会促进乳腺癌的发生。

最后，肥胖可能还会通过介导炎症反应、促进血管生成、损伤免疫等方式，为肿瘤的发生、发展创造温床。不得不说，乳腺癌面前并不是人人平等的。

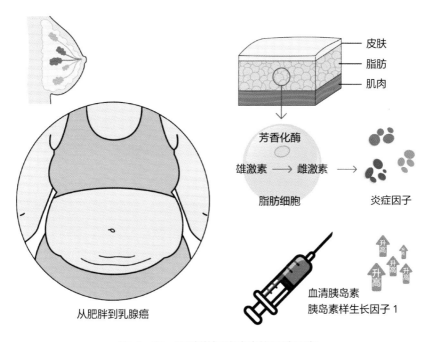

从肥胖到乳腺癌

皮肤
脂肪
肌肉

芳香化酶
雄激素 ⟶ 雌激素 ⟶ 炎症因子
脂肪细胞

血清胰岛素
胰岛素样生长因子 1

图 4-43　肥胖增加乳腺癌的风险因素

❀ 细数那些"躺瘦"的方法

必须澄清一点，"自己觉得胖"不叫肥胖。肥胖是有明确标准的，身体质量指数（BMI）超过 28kg/m² 才算肥胖。以一位身高 160cm 的女性为例，当体重超过 72kg 才达到肥胖的标准。如果身体质量指数在健康范围内仍强行减重，不仅对健康无益，反而会造成伤害。

坚持运动、科学节食等生活方式调整是最提倡的减重方法，虽然大部分人可能更想要"躺瘦"的方法。

当埃隆·马斯克先生透露自己通过节食和使用司美格鲁肽在一个月内减重 9kg 时，人们对后者显得更为关注，让这个药蹿上热搜，并一度脱销。

人们不禁好奇，司美格鲁肽是何方神器？实际上司美格鲁肽是一种降血糖药，用于糖尿病患者。其原理是通过刺激胰岛素分泌、抑制胰高血糖素分泌、延缓胃排空、增加饱腹感等，从而降低血糖水平。希望减重的人看上的正是其延缓胃排空、增加饱腹感的效果，吃得少了，自然体重就下来了。

但通过化学药物减重还是有不可忽视的副作用的。司美格鲁肽常引起恶心、腹泻、呕吐等胃肠道反应，并增加急性胰腺炎、糖尿病视网膜病变、急性肾损害等风险。

而且药物减肥也难以一劳永逸。研究表明，使用司美格鲁肽停药 1 年后，体重可反弹 2/3。

怎么办？

一直打针吗？

实际上，药物减肥的安全性长期为人诟病。

1997 年，美国雅培公司研发的用于治疗抑郁症的西布曲明在美国获批上市。人们很快发现，西布曲明具有显著的减重效果，并得到广泛吹捧。随后该药相继在欧洲、澳大利亚、北美等多地上市，并于 2000 年进入我国。

但随后的研究发现，西布曲明可以引发心肌梗死、脑卒中等严重的心脑血管疾病，我国在 2010 年正式禁用，但各种掺杂西布曲明的减肥产品仍屡禁不绝。2021 年，"网红"郭美美就因销售含西布曲明的减肥产品获刑。

西药这么多副作用，中医能不能做些啥？

还真可以。

古人一般没有减肥的需求，要么食不果腹胖不起来，要么以丰腴为美的年代没有减肥的必要，但仍有相关记载存世。如清代医家陈士铎在《石室秘录》中指出："肥人多痰，乃气虚也。虚则气不能运行，故痰生之。"所以对于肥胖，大多采用健脾益气、和胃化痰的方法进行治疗。如果患者大腹便便、腹胀、腑气不通，可斟酌选用利水通腑的中药以荡涤湿浊。还可以结合针刺的方法控制体重，常选择脾胃经穴如足三里、阴陵泉、丰隆、上巨虚，以及腹部穴位如中脘、天枢、关元等（图4-44）。

足三里：在小腿前外侧，当犊鼻下3寸，距胫骨前缘一横指（中指）。

阴陵泉：在小腿内侧，当胫骨内侧踝后下方凹陷处。

丰隆：在小腿前外侧，当外踝尖上8寸，条口外，距胫骨前缘二横指（中指）。

上巨虚：在小腿前外侧，当犊鼻下6寸，距胫骨前缘一横指（中指）。

中脘：在上腹部，前正中线上，当脐中上4寸。

天枢：在腹中部，平脐中，距脐中2寸。

关元：在腰部，当第5腰椎棘突下，旁开1.5寸。

曾有研究者回顾分析了多项中医药治疗肥胖的研究，发现在观察期内，服用中药者平均可减重4.05kg，针刺者可减重2.76kg，在结合生活方式改变的情况下，效果与西药减肥相似。

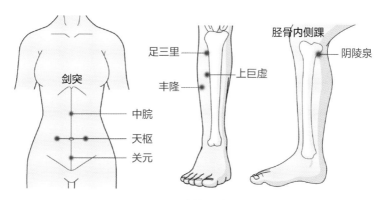

图 4-44 改善肥胖相关穴位

❀ 减肥还是要管住嘴、迈开腿

运动应该循序渐进，逐渐达到每周中强度运动 3 小时左右，每周运动 3~5 次，相当于每次运动 30~50 分钟，这个运动强度和运动量与普通人群是一致的（图4-45）。关于运动强度，前文已有专篇论述。

饮食上如果不加限制，你辛辛苦苦扎针灸、喝中药减下来的几斤肉，很快就长回来了。因此，应在均衡的基础上更加强调低能量、低脂肪、适量蛋白质以及多种谷物，并增加新鲜蔬果的摄入。具体而言，肥胖女性建议每天摄入能量控制在 1 200~1 500 卡路里。

在这个能量总数要求下，假如你喜欢吃汉堡包，1 天 2 个汉堡包就基本上把你的能量额度用完了，所以设计好每天的食

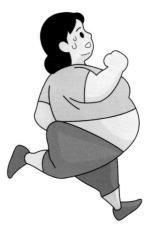

图 4-45 运动减重

谱很重要。建议蛋白质、碳水化合物和脂肪提供的能量比应分别占总能量的 15%～20%、50%～55% 和 30% 以下（图 4-46）。

以每天 1 200 卡路里为例，含有 20% 蛋白质、50% 碳水化合物、30% 脂类。由此可得每天蛋白质供能 240 卡路里、碳水化合物供能 600 卡路里、脂类供能 360 卡路里，大约相当于每天吃 500～600g 米饭和 300g 去皮鸡肉。

对于想减肥的人，就要做到一点：吃进去的热量＜消耗的热量。

但咋知道吃了多少热量呢？市面上有较多用于计量食材热量的软件和应用程序（App），感兴趣的不妨了解一下。北京大学医学出版社出版的《中国食物成分表》全面列举了二十多类食物的成分，以及可食用部分。

哪些能吃？哪些不能吃？其实也没有那么绝对，不瞒你说，你啥都能吃！只要热量高的和热量低的合理搭配，适当的该吃吃该喝喝，没必要跟自己死磕纠结。对于每天运动量较大的人来说，吃点喜欢的奖励一下自己也无妨。应注意的是，有些食材存在"不可食用部分"的问题。比如鸡蛋有鸡蛋壳，玉米有玉米衣和玉米梗，应该把这些不可食用的部分剔除计算。

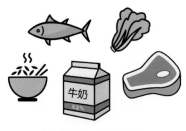

图 4-46　均衡饮食

（谭世珺　文灼彬　司徒红林）

第十节

"看不见的疗效"，补钙药不能停

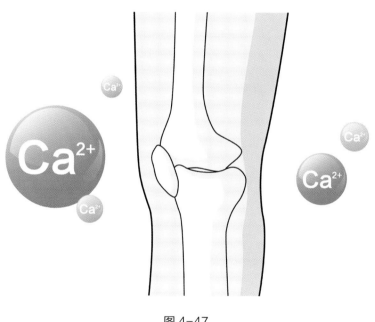

图4-47

"抗癌需要'硬骨头'，'硬骨头'不是三天打鱼两天晒网就能练成的。"

林毅

患癌以后，不少患者每次遇到腰酸背痛总不免心里嘀咕一下，不会骨转移了吧？

但实际上，比起骨转移，你更有可能是骨质疏松。

一些女性朋友有点难以置信：不是老年人才会骨质疏松吗？

这一节为你讲述：乳腺癌患者的骨质疏松。

骨质疏松不是一下子发生的，而是存在一个骨质逐渐流失的过程。正常人骨量在 30 岁前后达到顶峰，然后逐渐下降，骨质流失在绝经前后更为明显。中国疾病预防控制中心发布的骨质疏松流行病学数据显示，我国 50 岁以上女性患病率 32.1%，几乎每 3 位 50 岁以上女性就有 1 位出现骨质疏松，相当于男性发病率的 6 倍。而且，乳腺癌患者比普通女性更容易受到骨质疏松的困扰。

⚙ 为什么乳腺癌患者更容易骨质疏松

骨头里面的骨质不是一成不变的，而是存在着骨质生成与骨质流失的动态平衡。骨质生成多的时候，骨质变密；骨质流失多的时候，骨质变疏松。就像一个大水池，一边在注水，另一边在放水。加水比放水快，水位就上涨；反之水位下降。

雌激素可以抑制破骨细胞活性，减少骨质流失。就像把水池的排水口塞住一些，让排水减慢。女性在更年期，体内雌激素水平下降，使骨钙流失加快，因此不少女性往往在绝经后更容易出现骨质疏松。

你可能会问：男性不是连雌激素都没有吗？怎么男性骨质疏松发病率比女性低这么多？

男性体内确实雌激素水平比较低，但男性有雄激素啊！

没有错，雄激素也有助于骨质生成和减少骨质流失。由于男性性腺功能衰退比女性迟很多，加上男性平均运动量比女性更高，因此男性骨质疏松出现的时间往往比女性要迟。

对于乳腺癌患者而言，还有一个重要的因素——内分泌治疗。

雌激素受体阳性的乳腺癌患者，需要长时间使用内分泌治疗的药物。而这些药物中，有很多是通过降低体内雌激素水平达到治疗效果的，这无疑增加了骨质疏松发生的风险。加上我国乳腺癌发病高峰年龄是 55 岁，许多女性患者本来雌激素水平就低，加上内分泌治疗的不良反应，更容易发生骨质疏松了。

❀ "看不见的疗效"，骨质疏松怎么办

1. 先明确有没有骨质疏松 骨质疏松是一个"不查不知道"的疾病，因为不少人可能并没有症状。年轻不代表没事，老年也不一定疏松。骨密度检查是目前诊断骨质疏松的主要手段，通过检查主

要承重骨的骨密度，如腰椎、股骨等处，可获知是否存在骨质疏松以及疏松的程度，评估骨折风险，并监测药物疗效。

对于绝经后女性，骨密度检查主要参照 T 值（表 4-10-1）。

表 4-10-1　骨密度分级

T 值	骨密度分类
T ≥ -1.0	正常
-2.5 < T < -1.0	低骨量
T ≤ -2.5	骨质疏松

2. 生活方式干预是基础　无论是否骨质疏松，哪怕你的骨密度暂时还是正常的，由于骨钙在过了巅峰以后会逐渐下降，因此及早通过生活方式的干预，可以延缓或预防骨质疏松的发生。

具体而言，包括以下方面。

（1）规律运动：运动尤其是适宜的负重运动，可以帮助骨钙生成。

（2）多晒太阳：在阳光照射下，皮肤可参与活性维生素 D 合成，促进钙的吸收。

（3）戒烟、限酒：烟草中的化学成分，可减少对钙的吸收，促进骨钙溶解，导致骨骼强度下降。酒精会抑制成骨细胞，破坏形成的骨骼。饮酒可通过损伤性腺功能和肝脏功能，降低肝酶活性，影响维生素 D 的合成，从而减少钙吸收和骨矿化。

3. 补钙有讲究 成年人每天需要摄入 800mg 的钙，而 50 岁以上中老年人，要求提高到每天 1 000～1 200mg。我们应该如何完成这些每日的"小目标"呢？

（1）食补：人体的钙质补充主要来自食物的摄入。常见的钙含量高的食物有以下几种。

牛奶： 每 100ml 牛奶可以提供的钙质为 100～110mg，建议每天饮用约 300ml 牛奶，帮助补充人体所需钙质。

豆类： 每 100g 黄豆含钙量为 190～200mg，因此食用或饮用豆制品如豆腐、豆浆、豆腐干等，可以提供丰富的钙质。

蔬菜： 部分绿叶蔬菜如苋菜、小白菜、空心菜、红薯叶等，每100g 含钙量可超过 100mg，有的甚至接近 200mg。但部分蔬菜中含有草酸成分可影响钙的吸收。比如芹菜含钙量比土豆高，但芹菜含草酸更多，实际可吸收的钙则比土豆要低。

坚果： 其实大多数坚果都是含钙量"王者"。如 100g 开心果含钙量突破 1 000mg，100g 葵花籽含钙量超过 900mg，100g 榛子含钙量超过 800mg，100g 黑芝麻含钙量约为 780mg，100g 花生仁或杏仁含钙量接近 300mg。可见，食用坚果可以至少帮助我们完成一半的补钙小目标。但坚果中同时含有大量脂肪，因此，不能为了追求补钙而过量食用坚果。

维生素 D 能够促进人体内钙的吸收，促进新骨生成。因此，补钙必须同时补充维生素 D。可以通过饮食补充维生素 D，如鸡蛋、动物肝脏、深海鱼类、瘦肉、奶制品等，均为维生素 D 含量较高的食品。

（2）药补：虽然食物中看起来已经有很多钙了，但研究表明，老年人平均每天能通过食物摄入的钙只有 400mg，远未达标。尤其是乳腺癌患者还有化疗、内分泌治疗等持续诱发骨质流失的因素，更加需要通过补充钙剂、维生素 D 来维护骨骼健康。

最常用的是口服钙剂。什么时候服用补钙药物效果更好呢？

答案是令人意想不到的"夜里"。因为，白天人体血钙较高，而夜间到清晨人体的血钙最低，这个阶段服用钙剂最好。可以在晚餐后半小时到一小时服用，更利于吸收；或者在睡前服用。夜间随着尿钙排出，血液里的钙也会释放一部分来弥补丢失的尿钙，为维护血钙的平衡，就会从骨骼中提取钙质。因此，临睡前补钙，可减少钙质的过多流失。

但夜间更好不代表把全部钙放在晚上一起吃。集中的钙摄入可能也会让部分人的身体吃不消，就像把一整天的饭菜放在一顿吃完，消化再好也会吃撑。根据需要以及个体的差异性，也可以在清晨早餐后服用，让血钙浓度保持在相对平稳的状态。

此外，钙剂不是越多越好，尤其是与维生素 D 联用时，如果超量服用，可能导致血钙过高，引发消化道反应、心律不齐，长时间血钙升高可能引发肾结石等。建议在医生指引下合理使用，并定期监测相关指标。

4. 中医有妙招 不少人提到中医防治骨质疏松，首先会想到补肾。《黄帝内经·素问·六节藏象论》记载："肾者主蛰，封藏之本，精之处也。其华在发，其充在骨。"肾主骨生髓，肾气、肾精、肾阳的充盛有助于骨骼强健。现代医学研究表明，补肾中药可能通过抑制破骨细胞、增加成骨细胞、促进骨生成和钙吸收等方式发挥抗骨质疏松的效果。实际上，骨质疏松的发生除了与肾虚有关以外，还与脾虚、血瘀相关。脾为后天之本，脾弱气虚可致血瘀，"不荣则痛""不通则痛"；脾虚不能补养先天之肾，会进一步加重肾精不足，骨失所养而骨骼不坚。

因此，治疗以补肾壮骨为主，健脾益气、活血通络也是重要的治疗方法。

推荐 2 个中医康养方法：

（1）艾灸

可选择背部穴位进行温和灸。

脾俞：在背部，当第 11 胸椎棘突下，旁开 1.5 寸。

胃俞：在背部，当第 12 胸椎棘突下，旁开 1.5 寸。

肾俞：在腰部，当第 2 腰椎棘突下，旁开 1.5 寸。

命门：在腰部，当后正中线上，第 2 腰椎棘突下凹陷中。

腰阳关：在腰部，当后正中线上，第 4 腰椎棘突下凹陷中。

志阳：在背部，当后正中线上，第 7 胸椎棘突下凹陷中。

亦可在背部后正中线上进行督脉灸，具有温肾健脾、强筋健骨的功效。

（2）中药药膳

当归女贞黄豆汤

原料：当归 10g，女贞子 10g 或枸杞子 15g，淮山药 15g，黄豆 15g。可加乳鸽 1 只或甲鱼半只同煲。

功效：益肾健脾，养血活血。适用于脾肾不足，或兼有瘀血阻滞者，表现为腰膝酸软、神疲乏力、腰痛固定不移等。

（文灼彬　司徒红林　井含光）

第十一节

患癌后精神无法集中、记忆力差，真不是矫情

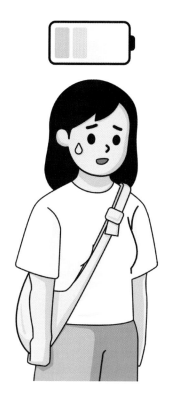

图4-48

"改善认知障碍的治疗重在利清窍、养心神。"

林毅

"我自从患病后就总是忘事。"

"我不仅经常忘事，现在理解能力也不行，别人讲话我有时候都听不懂。"

"我一句话说到嘴边，愣是表达不出来。"

如果你也有理解力下降、记忆力差这些症状，甚至在确诊数年后仍持续存在，这真不是矫情。现代医学将其归纳为：肿瘤相关认知功能障碍。

❀ 什么是癌症相关认知功能障碍

癌症相关认知功能障碍最开始有一个更为人熟知的名字——化疗脑。1980 年，Peter Silberfarb 博士注意到经历化疗的患者容易出现认知功能障碍，并把这种表现称作化疗相关认知功能障碍，简称化疗脑。

随后，越来越多的研究证实了这一发现。研究表明，15% ～ 45% 的恶性肿瘤患者在化疗后出现认知功能障碍，有的甚至高达 80% 以上。不仅发病率高，病程也出人意料地长。2018 年，美国罗彻斯特大学医学研究中心发布的一项临床研究显示，化疗后认知功能障碍的持续时间至少为 6 个月。虽然大多数患者的认知功能障碍可以在完成治疗后的一年内得到改善，但仍有部分患者在完成治疗后的几年内仍被认知功能障碍所困扰。

渐渐地，科学家们开始意识到，许多没有做化疗，仅仅接受内分泌治疗、靶向治疗和免疫治疗的患者，也会出现不同程度的认知功能障碍表现。美国匹兹堡大学开展的一项研究发现，单独使用阿那曲唑的患者，在开始服药后前 6 个月和 12 ~ 18 个月，都可以观察到认知功能的下降。于是对该病的认识，逐渐从化疗脑转变为癌症脑。

注意力、记忆力、学习力等认知功能的下降，容易带来心理、生理上的痛苦，影响生活质量，甚至削弱对后续治疗的信心，降低患者对肿瘤治疗的依从性。

为什么会出现癌症脑

虽然本病的发病机制尚不十分明确，但可以从以下方面分析其原因。

1. 药物毒性 人的认知功能与脑部海马结构密切相关。2014 年诺贝尔生理学或医学奖得主之一的 John O'Keefe 博士曾写过一本书《海马作为认知地图》(The Hippocampus as a Cognitive Map)，书名就提示了海马对于认知的重要性，而一些化疗药物可以阻止海马产生新细胞。此外，各类抗肿瘤药可能通过细胞因子、线粒体功能等途径损害中枢神经系统，诱发迟发性神经毒性综合征，进而影响认知水平。

2. 焦虑、抑郁与睡眠障碍 焦虑、抑郁与睡眠障碍是肿瘤患者常见的症状。部分患者在患病前，就已经经历了长时间的睡眠障碍。长期的焦虑、抑郁与睡眠障碍会进一步加剧认知功能的降低，导致记忆力、注意力以及执行功能等多领域的认知功能受到损害。

3. **遗传因素**　*APOE-4* 等位基因变异被认为是阿尔茨海默病的危险因素。同样，研究发现具有 *APOE-4* 等位基因变异的乳腺癌患者，认知功能比没有等位基因变异的患者更差。

❀ 如何治疗或者改善癌症脑

有一些从脑损伤研究中得出的策略已被证明有助于控制与癌症有关的认知功能障碍。

1. 调整认知策略

锻炼大脑。进行一些益智游戏，如数学智力拼图、填字游戏、文字游戏等，促进大脑康复。

语言演练。通过对自己说话的方式，提示自己完成一项任务或者是需要记住的事情，有助于集中注意力和提高记忆效率。

一次只关注一项任务。在多项任务中反复切换角色很容易导致犯错。出现癌症脑的患者可尝试一次只专注于一件事，坚持完成该项任务，提高注意力。

给自己更多时间。部分患者对于自己出现癌症脑十分沮丧，认为自己现在做一件事的时间比过去要长很多，因此常常逼迫自己在短时间完成某些任务。不妨尝试给自己更多的时间，更好地做完一件事，不要人为地制造过多压力。

走向人群多沟通。部分肿瘤患者在完成治疗后，仍然沉浸在"患者身份"里，不能很好地回归社会、家庭和职场。此类患者可尝试参加一些社会活动，抛开患者身份，与不同的人进行日常交流，这对认知功能康复也能起到一定的作用。

2. **低强度运动**　运动有利于改善认知功能和大脑功能、缓解疲劳和抑郁症状。有氧运动可以刺激新神经元的生长，改善脑细胞之间的连接。对于肿瘤患者来说，低强度运动是帮助患者恢复身体功能和脑部功能的重要一环。

3. **保证充足睡眠**　认知功能障碍的水平会随失眠程度的增加而加剧，失眠越严重的患者癌症脑越明显。及时中医药干预有助于保证规律作息和充足睡眠。

4. **中医药疗法**　林毅教授指出，脑为髓海，肾主骨生髓；清阳出上窍，认知功能与脾肾关系尤为密切，其病理因素多与风、痰、瘀相关。尤其是女性朋友如果平素体弱，脾肾素虚，接受化疗等抗肿瘤治疗后，药毒使脾肾更伤；或者平素体胖，痰湿内盛，上蒙清窍，这些因素往往使人更容易出现癌症脑表现。因此，治疗上注重健脾益肾、化痰祛瘀。

古代没有癌症脑的认识，但清代医家陈士铎在描写健忘的时候，除了老年人的健忘以外，还描述了青壮年的健忘。对于大病体虚、情志不畅、心肾不交导致的青壮年健忘，分别提出了相应的治疗处方可作为参考。

此外，女性朋友们可以在家自行按摩或艾灸特定穴位，对记忆力、注意力、言语功能等方面的提高均有所帮助（图 4-49）。

（1）百会：百会，经穴名。位于头部，前发际正中直上 5 寸。百会有开窍醒脑、回阳固脱的作用。按摩该穴位主治痴呆、中风、失语、失眠、健忘等。

（2）头维：该穴名意指本穴的气血物质有维持头部正常秩序的作用。位于额角发际上 0.5 寸，头正中线旁 4.5 寸。按摩该穴位主治偏头痛、前额神经痛、血管性头痛、精神分裂症、面神经麻痹、中风后遗症以及视力减退等病症。

（3）印堂：此腧穴位于人体额部，在两眉头的中间。有明目通鼻、宁心安神的作用，按摩该穴位可用于配合治疗头痛、眩晕、失眠等症。

（4）四神聪：别名神聪四穴，位于头顶百会穴前、后、左、右各旁开 1 寸处，共 4 穴。按摩该穴位主治癫狂、痫证、中风、偏瘫、健忘、失眠、头痛、眩晕、大脑发育不全、脑积水、头顶疼痛等病症。

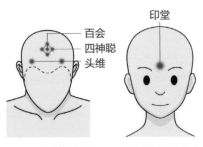

图 4-49　改善认知功能障碍相关穴位

（井含光　司徒红林）

第十二节
今夜有人没睡

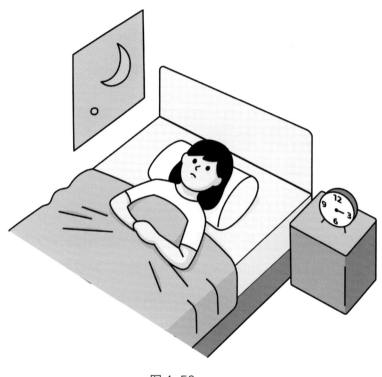

图 4-50

"人卧血归于肝，失眠之人应注意肝的调护。"

林毅

《今夜无人入睡》是《图兰朵》中一段著名的咏叹调，讲述乔装打扮的鞑靼王子卡拉夫为迎娶公主图兰朵，让公主猜他的身份。

如果说这种紧张和期待让卡拉夫难以入眠，那现代人的失眠更是有过之而无不及。

近年来，我国失眠的发病率呈明显上升趋势。有流行病学数据显示，全国有近半数人群曾经历过不同程度的失眠。其中，女性患失眠的风险约为男性的 1.4 倍。

乳腺癌患者更是失眠的高发人群，接近 60% 的乳腺癌患者受到失眠的困扰。乳腺癌患者失眠和焦虑、抑郁呈正相关，而放化疗和内分泌治疗可诱发、加重失眠。

林毅教授指出，乳腺癌患者失眠主要病机是阴阳失调、气血失和、心肾不交及脏腑功能失常，以致神明被扰、神不安舍。除了中药辨证论治外，还可配合针灸、穴位按摩等非药物疗法，起到疏通经络、调畅气血、宁心安神的作用。

❀ 自己就能做的中医助眠法

1. **音乐疗法**　音乐有很多奇妙的功能，不仅怡情养性还可养生治病。音乐与健康的关系早在《黄帝内经》就有提及。《灵枢经·邪客》记述："天有五音，人有五脏；天有六律，人有六腑……此人之与天地相应也。"音乐与人体的五脏六腑有着密切的联系，通过疏通经络、运行气血进而达到调整脏腑功能的作用。中医学认为五音（宫、商、角 jué、徵 zhǐ、羽）与人的五种情志（思、忧、怒、喜、恐）相关，并影响人体五脏功能。具体而言，宫音顺应土气而平稳，悠扬谐和，助脾健运，旺盛食欲；商音慷慨激昂，宣发肺气，提高肺活量；角音顺应木气而展放，舒缓清扬，善消忧郁，助人入眠；徵音风格欢快，抑扬咏越，通调血脉，祛毒疗伤；羽音柔和透彻，畅通心智，延年益寿。

现代医学研究表明，音乐可以改善焦虑抑郁症状、缓解疼痛、调节神经内分泌与免疫应激反应，达到相应的治疗效果，由此得到西方心理学科的广泛应用。

失眠在五脏之中与心、肝、脾、肾均相关。同样是失眠，有心火亢盛而见口干舌燥、心悸心烦、口舌生疮者；有肝郁气滞见胸胁胀闷、唉声叹气者；有胃气不和见胃脘胀闷、恶心反酸者；有肾阴亏虚见腰膝酸软、烦热盗汗者……

基于五行音乐理论，可以依据不同脏腑证候表现，选择相应的曲目。

急躁易怒，肝气郁结，病在肝者，可听角调曲目（对应五脏属肝），代表曲目如《春风得意》《行街》《江南好》。

心悸不宁，躁动不安，病在心者，可听徵调曲目（对应五脏属心），代表曲目如《步步高》《紫竹调》《浏阳河》。

消化不良，食欲减退，病在脾胃者，可听宫调曲目（对应五脏属脾），代表曲目如《赛龙夺锦》《空山鸟语》《彩云追月》。

腰酸恐惧，畏寒肢冷，病在肾者，可听羽调曲目（对应五脏属肾），代表曲目如《飞花点翠》《小河淌水》《春江花月夜》。

2. **睡前沐足**　沐足主要通过水的温热作用，借助药力和热力，通过皮肤吸收，达到温经通络、疏通腠理之功，从而发挥抗菌消炎、促进血液循环、调节血压、改善睡眠、消除疲劳等多种功效。中医学认为，"外治之理，即内治之理，外治之药，即内治之药，所异者法也。"通过合理选药，可以起到温经通络、化湿祛邪、温养脏腑、引火归原的作用。

林毅教授常用沐足法：药用花椒 20g，打粉兑水，或煎煮后兑水至温热（水温 40～42℃），沐足时水没过三阴交 1 寸以上，沐足前后可揉按三阴交、太冲、行间。

林毅教授建议于 21～21:30 时许沐足，此为亥时，依据中医学子午流注理论，为手少阳三焦经当令。"亥时三焦通百脉"，此时沐足更有效地增强温养脏腑功能之力。

需要注意的是，静脉曲张患者、糖尿病患者或阴虚内热体质者不宜沐足。

3. 穴位按摩（图4-51）

（1）揉按神门：取右侧卧位，闭目，双手交替揉按神门。神门为心经原穴，揉按该穴可宁心安神、益心通络。

（2）劳宫打涌泉：劳宫为心包经之荥，涌泉属肾经俞穴，中药沐足配合劳宫拍涌泉，可温通经络，使相火下潜，肾水上承，心肾相交，达到宁心安神、改善睡眠的作用。

（3）搓地筋：坐姿，把左脚放到右腿上，用同侧手指拉着左脚大踇趾向后扳，脚底处会有一条硬筋梗起，称为地筋，右脚亦然。地筋循肝经，搓地筋适用于肝失调达、情绪不畅的患者。林毅教授建议失眠患者在每晚沐足前揉按地筋3～5分钟，可帮助调畅肝气、改善失眠。

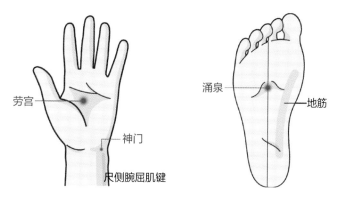

图4-51　改善睡眠相关穴位

❀ 随手可得的便方

林毅教授经过多年摸索，自拟治疗失眠便方三则，用之应手。便方组成简单，水煎代茶饮，方便有需要的患者适时服用，每获良效。

（1）酸枣仁 15～30g，麦冬 15g，五味子 10g。

主治：气阴不足，夜寐不安，舌红少津，脉细数。

（2）酸枣仁 15～30g，生地 10g，五味子 10g。

主治：心肾不交、水火失济、五心烦热、夜难成寐，舌质红绛，脉弦细数。

（3）酸枣仁 15～30g，陈皮 9g，五味子 5g。

主治：心气不足，痰热内扰，失眠惊悸，口干黏腻，舌苔白腻，脉弦滑。

以上便方每日 1 剂，水煎 2 次，日服 2 次，每次服用 14 天。

（井含光　司徒红林）